Nora Kircher • Gut leben ohne Gluten

Nora Kircher

Gut leben ohne Gluten

Ratgeber bei Zöliakie, Sprue und Getreideallergie mit über 150 Rezepten

Edition GesundheitsSchmiede

MIX
Aus verantwortungs-
vollen Quellen
FSC
www.fsc.org
FSC® C014138

2., aktualisierte Auflage der Neuausgabe 2018

Vertrieb: Hädecke Verlag GmbH & Co.KG, D-71263 Weil der Stadt

Frühere Ausgaben des Buches sind im Jopp/Oesch Verlag, Wiesbaden/Zürich, erschienen. Die vorliegende Ausgabe ist aktualisiert und erweitert.

Umschlaggestaltung: Antje Jaruschewski, Oldenburg
Satz: Arnold & Domnick, Verlagsproduktion, Leipzig
Printed in EU 2018

ISBN 978-3-7750-0720-7

Inhaltsverzeichnis

Vorwort

Nach sehr langer Krankheit fand ich 1985 selbst heraus, dass ich gluten- und laktosehaltige Lebensmittel nicht vertrage. Dies gelang mir nur auf Grund meiner umfangreichen Kenntnisse über Nahrungsmittel und meiner genauen Beobachtungsgabe. Die Diagnose Sprue mit Laktoseintoleranz wurde gestellt und eine Welt brach für mich zusammen. Hatte ich mich doch so gesund ernährt und sogar mein Brot selbst gebacken oder im Naturkostladen gekauft. Gerade bei Getreideprodukten achtete ich auf die Vollwertigkeit. Ich, die mindestens zweimal täglich Brot aß, durfte genau dies nun nicht mehr. Allerdings fühlte ich mich *sofort* soviel besser, dass ich die glutenfreie Diät sehr schnell als »lebensrettend« empfand. *Sofort* verbesserte sich meine Lebensqualität und die meiner Familie. Wir konnten unser Leben wieder planen. Nicht nur, dass wir morgens schon Theater- oder Kinokarten kaufen konnten – wir konnten wieder Wochenendausflüge und sogar Urlaube planen. Vor der Diagnose konnten wir keinen Zeitplan aufstellen, der mehr als wenige Stunden umfasste. Ich ahnte nicht, dass es mit dem gegessenen Brot zusammenhing. Einige Jahre später kam eine Nierenerkrankung dazu, die mich zwingt sehr eiweißarm zu leben.
Trotz all dieser »Einschränkungen« habe ich nie das Gefühl, einen Mangel zu erleiden. Ich kann mir ein Leben mit »normaler« Ernährung nicht mehr vorstellen. Selbstverständlich muss ich sehr oft verzichten. Ein Verzicht, der mir aber Lebensqualität gibt. Außerdem bin ich täglich dafür dankbar, dass ich in einem Land lebe, in dem es keinen Mangel, eigentlich sogar Überfluss gibt. Es gibt Menschen auf der Erde, die froh wären und vor allem überleben könnten, wenn sie auch nur einen Teil von dem hätten, was ich noch essen darf.
Werde ich einmal, wie so oft, bemitleidet, erinnere ich daran und frage außerdem, wie viel unterschiedliche Lebensmittel mein Gegenüber im Alltag isst. Die Zahl ist nie sehr hoch. Ich esse mindestens die gleiche Menge, nur ist es eine *andere* Auswahl.

Ich lebe sogar so gut mit der Diät, dass ich oft für mehrere Wochen den Rucksack schultere und mit meinem Mann in der ganzen Welt umher reise.
Ich wünsche mir, dass Ihnen das Buch hilft und Mut macht, auch ein normales erfülltes Leben zu führen.

Nora Kircher

Einleitung

Dieses Buch soll vor allem eine Hilfestellung für das Leben mit glutenfreier Ernährung sein. Deshalb gebe ich hier nur eine verkürzte Darstellung der Krankheit Zöliakie/Sprue.

Die Selbsthilfegruppen (Adressen finden Sie im Anhang des Buches) haben für Mitglieder umfangreiche Informationen zu medizinischen Fragen und zu einzelnen Lebensmitteln.

Ich habe in diesem Buch ein paar Medikamente und Nahrungsergänzungen genannt und weise ausdrücklich darauf hin, dass es nur eine Auswahl ist. Leider ändern die Firmen gelegentlich die Rezeptur, sollte also der Name oder ein Zusatz (z. B. ein »N« hinter dem Namen) sich geändert haben, müssen Sie gegebenenfalls die Glutenfreiheit anzweifeln. Ein * vor dem Medikament bedeutet, dass es nicht nur glutenfrei, sondern auch laktosefrei ist.

Selbsthilfegruppen

Die »Deutsche Zöliakie-Gesellschaft e.V.«, die »IG Zöliakie der Deutschen Schweiz« und die »Österreichische Arbeitsgemeinschaft Zöliakie« sind Vereine, deren Mitglieder Zöliakie- und Spruebetroffene sind oder an Morbus Duhring leiden.

Der Deutsche Verein ist in regionale Gruppen unterteilt, die jeweils von einer dort lebenden »Kontaktperson« geleitet werden. Diese Kontaktpersonen bieten Veranstaltungen an, können aber auch persönlich um Rat gefragt werden.

Aber nicht nur deshalb ist eine Mitgliedschaft sinnvoll. Außer medizinischen Schriften, einer regelmäßig erscheinenden Zeitschrift und Rezepten gibt es jährlich neu erscheinende Hefte mit glutenfreien Arzneien und Lebensmitteln.

Erlebnistage und Mitgliederversammlungen werden regelmäßig an verschiedenen Orten angeboten. Eine Mitgliedschaft ist, gemessen an der Leistung, sehr preiswert und für Morbus Duhring-, Zöliakie- und Spruebetroffene sehr zu empfehlen.

Medizinische Erklärungen

Der Dünndarm mit seinen Zotten

Der 3–4 m lange Dünndarm hat einen Durchmesser von etwa 3 cm und befindet sich zwischen Magen und Dickdarm. Der obere Bereich wird Zwölffingerdarm genannt und ist so lang wie 12 Finger breit sind, also etwa 30 cm. An seinem Ende sind die ersten 1 cm langen Kerckring-Falten, die sich im gesamten Dünndarm befinden und am Ende weniger werden. An der Oberfläche dieser Falten sind zur Oberflächenvergrößerung 1 mm lange, fingerförmige Zotten, welche wiederum zelloberflächenvergrößernde Strukturen haben.
Würde man einen gesunden Dünndarm ausbreiten, wäre er, dank der Oberflächenvergrößerung, so groß wie ein Sportplatz.

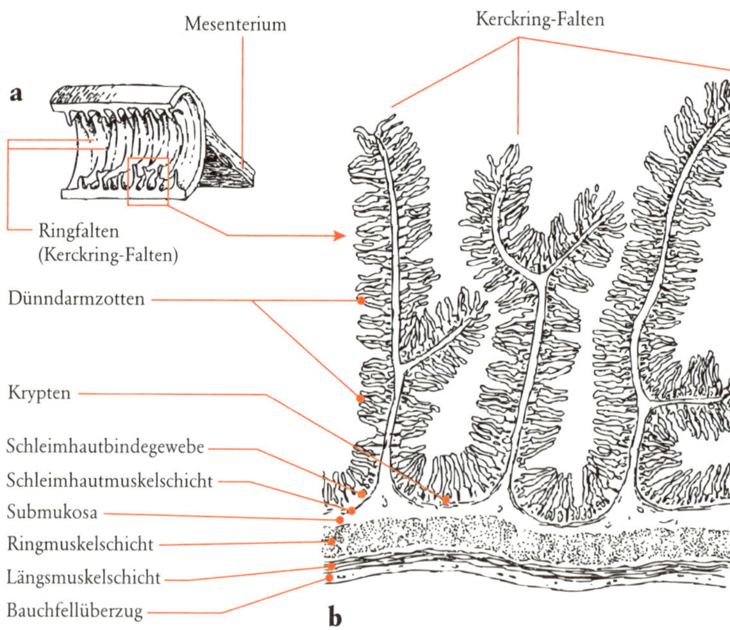

Die Zotten mit ihren Strukturen haben die Aufgabe, den Speisen die wichtigen Mineralien und Vitamine zu entnehmen, um sie im Körper mit Hilfe des Blut- und Lymphsystems zu verteilen.
Abgeflachte Zotten würden, je nachdem wie stark sie abgeflacht sind, das Feld erheblich verkleinern. So kann man sich gut vorstellen, dass eine ausreichende Nahrungsaufnahme nicht mehr möglich ist.
Bei Zöliakie- und Spruekranken sind diese Zotten durch das Essen von glutenhaltigen Speisen abgeflacht. Die Speisen passieren »unverdaut« den Dünndarm. Dem Körper gehen so die lebenswichtigen Mineralien, Vitamine, Spurenelemente, Eiweiß, Fett und Kohlenhydrate verloren. Geschieht dies über einen längeren Zeitraum, treten Mangelerscheinungen auf.

Mangelerscheinungen und häufigste Symptome bei Zöliakie/Sprue

- Untergewicht (selten Normalgewicht)
- Aufgeblähter Bauch durch Gasbildung
- Extreme Blähungen und Bauchkrämpfe
- Dünne Extremitäten (Arme und Beine)
- Durchfall, fettig glänzend, hell, stinkend und vermehrt (Steatorrhoe)
- Selten Verstopfung oder normaler Stuhl
- Müdigkeit, Nervosität, Depressionen, Missmut, Weinerlichkeit
- Übelkeit, Erbrechen, Appetitmangel
- Wachstumsstörungen (Gelerntes wird vergessen) bei Kindern und Jugendlichen
- B-Vitamine-Mangelerscheinungen (vor allem B_{12})
- Blutarmut (Eisenmangelanämie)
- Anfallartig krampfende Hände (Tetanie) durch Calciummangel im Blut (Hypocalzämie)
- Knochenschmerzen
- Knochenschwund (Osteoporose)
- Belastungsschmerzen an den Muskelansätzen der Wirbelsäule, Armen und Beinen (Osteomalazie)
- Entzündete, geschwollene Zunge (Glossitis), später an den Zahnabdrücken seitlich an der Zunge zu erkennen
- Schlaffe, fahle, teigige Haut
- Schlaffe Muskulatur
- Schmelzdefekte an den Zähnen (Karies)
- Neigung zu blauen Flecken (Hämatomneigung)
- Abwehrschwäche mit der Folge häufiger Erkrankungen

Eisenmangelanämie

Zur Eisenmangelanämie kommt es, wenn die Zotten abgeflacht sind und Eisen dort nicht mehr aufgenommen wird.
Anämie bedeutet Blutarmut und führt zu Müdigkeit, Konzentrationsschwäche, Leistungseinschränkung, Kältegefühl, Schlaflosigkeit, Appetitlosigkeit, Zungenbrennen, Blässe, trockener und rissiger Haut und Rissen im Mundwinkel, um nur die wichtigsten Symptome zu nennen.
Solange die Zotten im Dünndarm abgeflacht sind, nützt eine Eiseneinnahme nichts. Meistens reicht die glutenfreie Ernährung mit eisenhaltigen Lebensmitteln aus, um den Mangel bald zu beheben. Sollte ein erheblicher Mangel vorliegen, muss allerdings in den ersten Wochen zusätzlich ein Eisenpräparat eingenommen oder besser gespritzt werden. Hochdosierte Eisenpräparate zum Einnehmen verursachen oft Übelkeit und können zusätzlich vom Darm nicht richtig aufgenommen werden, solange die Zotten nicht vollständig nachgewachsen sind.

Aus der Apotheke: Ferrodix Eisen-Dragees, Eisen-Melasse Kapseln, *Dreisafer Filmtabletten, *Vitaferro 50 Fe, 100 Fe, Eisendragees-ratiopharm,
Aus der Apotheke, Reformhaus oder Drogerie: *taxofit Eisen + Vitamin C Kapseln, *Floradix Kräuterblut mit Eisen (enthält auch Vitamine, die die Eisenaufnahme fördern), Floradix Kräuterblut Eisen-Fohlsäure-Dragees,

* enthalten keine Laktose

B-Vitamine-Mangelerscheinungen

B-Vitamine werden im Dünndarm aufgenommen und verteilt. Sie kommen in tierischen und pflanzlichen Produkten vor. Die Speicherzeit von B_{12} im Körper ist 1 Jahr. Alle anderen B-Vitamine werden nur etwa 14 Tage gespeichert.
Durch die abgeflachten Zotten kommt es zusätzlich zu den Symptomen der Sprue zu geschwächter Immunabwehr, Rissen in den Mundwinkeln und am After, trockener und schuppiger Haut im Bereich der Ellenbogen und Knie, Kopfschuppen und neurologischen Veränderungen.
Nach der Diagnose und der anschließenden glutenfreien Ernährung ist es sinnvoll, per Injektion dem Körper kurmäßig alle 2–3 Tage ein Vitamin-B-Komplex-Präparat zu spritzen. Nach einer 4–8-wöchigen Kur genügt es, als Tabletten einige weitere Wochen Vitamin-B-Komplex einzunehmen.

Nur bei gleichzeitiger veganer Ernährung (ohne Jegliches vom Tier) müssen die Tabletten lebenslang eingenommen werden. Ist die Ernährung vollwertig (inklusive Nüsse, Fleisch und Milchprodukte) sollte einmal jährlich eine »Vitamin-B-Komplex-Kur« gemacht werden, da es fast nicht möglich ist, mit zuviel Vitaminen Schaden anzurichten.

Im Reformhaus wird ein Vitaminpräparat für Zöliakie/Sprue angeboten.
Aus der Apotheke: *Multibionta forte N Kapseln, *Multibionta Tropfen, *A-Z Komplex ratiopharm, Multivitamin Hevert, Multivitamin N Kapseln, Medyn forte, *Addivit Weichkapseln, Dreisavit N,
Aus der Apotheke, Reformhaus oder Drogerie: *Abtei Multivitamin + Jod + Selen, *Salus Multi-Vitamin-Kapseln, *Salus Multi-Vitamin-Energetikum N

* enthalten keine Laktose

Unterschied von Sprue und Zöliakie

Wird die Erkrankung im Kindesalter erkannt, heißt sie Zöliakie. Wird sie rechtzeitig festgestellt und die Diät streng eingehalten, bleiben keine Folgeschäden. Kleinkinder gewöhnen sich schnell an die glutenfreie Ernährung. Wurde sie sehr früh diagnostiziert, kennen sie den Geschmack von »normalen« Lebensmitteln nicht und haben keine »Entbehrungen«. Schwierig wird es erst, wenn die Kinder schon etwas älter sind.
Wird die Diagnose im Erwachsenenalter gestellt, heißt die Erkrankung Sprue. Erwachsene haben oft einen sehr langen Leidensweg hinter sich, bis die richtige Diagnose gestellt wird. Durch den ständigen Durchfall und die Tatsache, dass der Dünndarm über lange Zeit fast nichts mehr richtig verdaut hat, kommt es zu erheblichen Mangelerscheinungen, die Langzeitschäden angerichtet haben. Da viele Folgeerkrankungen aufgetreten sind, wird die Erkrankung Sprue (gesprochen: Spruh) genannt. In medizinischen Fachbüchern wird von der *einheimischen Sprue* gesprochen, da es noch die *tropische Sprue* gibt, die allerdings in unseren Breitengraden nicht vorkommt.
In den meisten Ländern wird die Unterscheidung Zöliakie/Sprue nicht gemacht. Die englische Bezeichnung ist *Celiac disease* und sicher wird es in vielen Sprachen ähnlich heißen.

Diagnose bei Zöliakie und Sprue

Vor allem bei Erwachsenen wird die Diagnose durch unterschiedliche Begleiterscheinungen erschwert. Oft dauert es Jahre, bis zur richtigen Diagnose.
Für eine gesicherte Diagnose ist eine Dünndarmbiopsie unumgänglich. Diese Biopsie muss durchgeführt werden, bevor eine glutenfreie Diät verordnet wird. Die Untersuchung ist ungefährlich, gilt aber manchmal noch als unangenehm. Das muss aber nicht sein, weil anstelle von leichten Beruhigungsmitteln und einem Betäubungsspray für den Hals auch eine Komplettsedierung möglich ist, bei der die Biopsie quasi »im Schlaf« erfolgt und man von der Untersuchung überhaupt nichts spürt. In den Magen und den oberen Dünndarmbereich wird ein Schlauch (Endoskop) eingeführt. Der Arbeitskanal des Endoskops enthält ein spezielles kleines Instrument, mit dem kleine Gewebeproben entnommen werden. Ist der Schlauch wieder draußen, bleiben nur leichte Halsschmerzen übrig. Sie verschwinden nach kurzer Zeit.
Die Diagnose ist gesichert, wenn die Zotten verschwunden oder flach sind. Sind sie stark abgeflacht, kann dies sogar schon bei der Untersuchung gesehen werden.
Eine weitere Untersuchungsform ist die Gliadin-Antikörper-Bestimmung im Blut. Ein negativer Antikörpertest schließt bei Kindern eine Zöliakie fast aus. Ein positiver muss aber nicht unbedingt auf eine Zöliakie hinweisen.
Etwa 90 % aller Patienten haben das Gen HLA-DQ2 und die anderen 10 % habe das Gen HLA-DQ8 positiv. Bis zu 30 % der Bevölkerung trägt das Gen HLA-DQ2, aber nur ein geringer Teil erkrankt an Zöliakie, wobei die Ursache dafür noch unklar ist.
Bei Röntgen- und Ultraschalluntersuchungen ist die Zottenabflachung nicht zu erkennen.

Wer kann erkranken

Zöliakie/Sprue wird seit vielen hundert Jahren beschrieben. Die Ursache war allerdings bis zum Jahr 1950 unbekannt. Dem holländischen Kinderarzt W. K. Dicke haben wir die Erkenntnis zu verdanken, dass die Zotten durch glutenfreie Diät wieder nachwachsen.
An der genauen Ursache wird ständig geforscht. Auf jeden Fall hat man diese »Krankheit in die Wiege gelegt bekommen« – sie ist vererbbar. Ansteckend ist sie auf keinen Fall.

Therapie

Die Therapie ist eine *lebenslange glutenfreie Diät.*
Immer wieder höre ich, dass die Zöliakie/Sprue geheilt wurde. Das halte ich für fragwürdig. Hat man eine Weile eine glutenfreie Diät eingehalten, sind die Zotten und somit der Mensch gesund. Isst man dann wieder glutenhaltige Kost, passiert möglicherweise tatsächlich für eine kurze Weile nichts. Die Zotten müssen ja erst wieder abgeflacht werden. Da das nicht schmerzt und der Durchfall oft auch erst nach einiger Zeit auftritt, glaubt man »geheilt« zu sein. Ein fataler Irrtum. Leider erfahren die Therapeuten oft nichts davon und glauben eine Heilung verursacht zu haben. Ich habe deshalb schon mehrere Diskussionen gehabt.

Die gelegentliche Sünde

In der ersten Zeit der glutenfreien Diät hat man oft große Probleme mit dem Verzicht auf einige Lieblingsgerichte und -getränke. Vielen fällt vor allem der Verzicht auf Bier und Brötchen schwer. Je häufiger man sündigt, desto schwerer wird das Einhalten der Diät.
Nach einiger Zeit Verzicht hat man den Geschmack vergessen und Ersatz gefunden. Außerdem wird es im Familien- und Freundeskreis normal. Niemand spricht mehr darüber. Alle kennen und respektieren es.
Erfahrungsgemäß dauert es zwei Jahre, bis das »neue Leben« normaler Alltag ist. Wichtig ist, dass man sich immer daran erinnert, wie krank man war. Bedenken Sie, dass die glutenfreie Ernährung eine gesunde und nebenwirkungsfreie Therapie ist.

Gefahren, wenn man trotzdem Gluten isst

Oft wird ohne Absicht gesündigt. Dies birgt große, meist unterschätzte Gefahren in sich. Die meisten Fehler passieren bei dem Verzehr von Wurstwaren. Wer sehr empfindlich reagiert, muss auf weizenstärkehaltige, als glutenfrei deklarierte Lebensmittel verzichten. Die sehr empfindlichen Zotten werden schon durch geringe Mengen Gluten gereizt und abgeflacht. Oft geschieht dies, ohne dass zunächst deutliche Krankheitssymptome erscheinen. Manchmal sind Symptome vorhanden, werden aber nicht der Zöliakie zugeordnet. In sehr seltenen Fällen kann es dazu kommen, dass die Zotten nicht mehr nachwachsen.

Laktoseintoleranz (Milchzuckerunverträglichkeit)

Tritt trotz strenger Einhaltung der Diät noch keine wesentliche Besserung ein, sollte außer an Diätfehler auch an eine eventuell zusätzlich bestehende Laktoseintoleranz gedacht werden. Sie lässt sich durch einen einfachen ärztlichen Test feststellen. Hierzu wird Laktose in konzentrierter Form getrunken und in kurzen Abständen das Blut oder der Atem untersucht.
Diese Laktoseintoleranz muss nicht lebenslang andauern. Sobald der Darm, dank der gluten- und laktosefreien Diät, wieder gesunde Zotten hat, kann in vielen Fällen Laktose wieder vertragen werden. Nach einigen Monaten strenger Diät sollte mit der vorsichtigen Gabe kleiner Mengen laktosearmer Milchprodukte, wie z. B. Sahne oder besser Hartkäse, begonnen werden. Dabei genau auf das körperliche Befinden achten. Gibt es keine Beschwerden, können die Portionen langsam gesteigert werden. Da erst das zur Milchverdauung notwendige Enzym Lactase neu gebildet werden muss, dauert es eine Weile, bis alle Milchprodukte wieder vertragen werden. Wie lange und wie viel vertragen wird, ist bei jedem Mensch verschieden. Leider kann es passieren, dass sich keine Lactase mehr bildet. Dann muss lebenslang auf Laktose verzichtet werden.
Rezepte und Tipps zur laktose- und glutenfreien Diät finden Sie in meinen Büchern: »Milchfrei leben – glutenfrei leben« und »Glutenfrei und laktosefrei backen«.

Assoziierte Erkrankungen

- *Chronisch entzündliche Darmerkrankungen:* Mittel für die Darmflora (Symbioflor 2, Mutaflor), Weihrauch (Olibanum RA, Tabletten oder Tropfen) und verschiedene homöopathische Mittel können Linderung verschaffen.
- *Cystinurie:* Nierensteine und Blasenentzündungen verursacht durch Cystinausscheidung im Urin. Natriumhydrogenkarbonat (z. B. Nephrotrans) und eine eiweißarme Diät verhindern die Steinbildung.
- *Cystische Fibrose:* Gutartige Bindegewebsgeschwülste in der Blase.
- *Dermatitis herpetiformis Duhring (Morbus Duhring):* s. Seite 28.
- *Diabetes mellitus, insulinpflichtig:* Zuckerkrankheit, bei der Insulin zugeführt und Diät gelebt werden muss, da die Blutzuckerwerte im Körper sonst zu hoch sind.
- *Hartnup Krankheit:* Transportstörung für Aminosäuren in Darm und Niere. Es kommt zu Hauterscheinungen, Lichtempfindlichkeit der Haut und Kopfschmerzattacken.

- *Immunglobulin-A-Mangel (IgA-Mangel):* Immunglobulin-A haftet unter anderem im Darm an Drüsen und schützt den Organismus vor dem Eindringen von Microorganismen.
- *Lymphome, maligne:* Bösartiger Krebs mit Lymphknotenbeteiligung. Vor allem bei Nichteinhaltung der Diät kann es nach Jahren zu dieser Erkrankung kommen.
- *Milzhypoplasie und -atrophie:* Unterentwickelte, verkleinerte oder fehlende Milz bei Kleinkindern. Die Milz trägt zur Blutbildung bei und hat immunologische Abwehrfunktionen, indem sie Immunglobuline bildet.
- *Sarkoidose (Morbus Boeck/Sjögren Syndrom):* Gutartige, knotige Wucherungen, meist in der Lunge, wobei auch andere Organe betroffen sein können.

Therapieversagen

Sollte die glutenfreie Diät nicht eine wesentliche Verbesserung der Beschwerden, z. B. Durchfall und Gewichtsabnahme, nach wenigen Wochen herbeiführen, muss an Folgendes gedacht werden:

- *Diätfehler:* Wurst? Geschmacksverstärker? Aromen? Unsauberes Brotmesser oder glutenhaltige Brotkrümel? »Verunreinigter« Toaster? Um nur ein paar häufige Fehler zu nennen.
- *Laktoseintoleranz:* Milchzuckerunverträglichkeit durch Mangel des Enzyms Laktase.
- *Unverträglichkeit von:* Soja, Ei, Hähnchen, Thunfisch oder anderen Lebensmitteln?
- *Minderfunktion der Bauchspeicheldrüse* (exokrine Pankreasinsuffizienz): Symptome: Fettstühle, Gewichtsverlust und Schwäche.
- *Kollagene Sprue:* Trotz strenger Einhaltung der glutenfreien Diät kein Nachwachsen der Zotten im Dünndarm.
- *Glutenhaltige Zahncreme oder Lippenstift:* Kosmetikartikel können glutenhaltig sein. Da beides in den Mund gelangen kann, könnte bei empfindlichen Personen hier die Ursache liegen.
- *Komplikationen verschiedener Art.*

Verstopfung

Sobald man die glutenfreie Diät einhält, kann es zu Verstopfung kommen. Hier sollte auf keinen Fall gleich zu Medikamenten gegriffen werden.
Normal ist ein geformter Stuhlgang 3 x täglich bis alle 3 Tage. Dem Stuhldrang möglichst schnell nachgeben, denn langes Zurückhalten des Stuhls führt zu Verstopfung.
Hier ein paar Vorschläge für die natürliche Therapie:

- Ballaststoffreich ernähren.
- Morgens direkt nach dem Aufstehen ein Glas lauwarmes Wasser trinken.
- Tägliche Trinkmenge erhöhen (Wasser).
- Apfelpektin zum Eindicken von Soßen verwenden (Apfelpektin ist ein reiner Ballaststoff).
- Äpfel, Birnen usw. nur mit Schale und möglichst auch mit Kerngehäuse (ohne Kerne) essen (direkt unter der Schale und am Kerngehäuse befindet sich das meiste Pektin).
- Leinsaat (ganze Samen) im Müsli oder Brot essen.
- 1–2 EL ganze Leinsaat über Nacht einweichen und morgens mit viel Wasser einnehmen.
- Getrocknete Pflaumen essen oder Pflaumensaft trinken.
- Getrocknete Feigen essen.
- Morgens vor dem Frühstück einen Espresso (mit Milch) trinken.
- Milchprodukte fördern die Verdauung.
- Faulbaumtee (Rhamnus frangula) oder Sennatee (Folia Sennae) trinken.
- Vor die Toilette einen kleinen Hocker stellen (oder einen Zeitungsstapel) und die Füße darauf stellen.
- 1–2 Sitzbäder täglich je 20 Minuten mit ansteigender Wassertemperatur
- 1–2mal täglich eine mit einem feuchten Handtuch umwickelte, warme Wärmflasche auf die linke Bauchdecke legen.
- Mehr körperliche Bewegung.
- Den Bauch mehrfach einziehen, als wolle man den Bauchnabel gegen die Wirbelsäule drücken, eventuell dabei hinlegen.
- Mit der Hand den Bauch kreisförmig in Uhrzeigerrichtung massieren. Ein paar Tropfen Massage- oder Speiseöl erleichtern die Massage.

Langandauernde Verstopfung muss natürlich mit einem Therapeuten besprochen werden.

Allergie

Wird ein Getreide nicht vertragen, weil eine Allergie besteht, ist es in den meisten Fällen der Weizen. Da Dinkel, Grünkern, Kamut und Einkorn ebenfalls zur Familie der Weizengetreide gehören, werden auch diese manchmal nicht vertragen. Ob eine Allergie auf andere Getreidesorten besteht, muss – wie unten beschrieben – geklärt werden.
Hierbei möchte ich noch einmal betonen, dass Zöliakie *keine* Allergie ist.

Diagnosen bei Allergien

Diagnostiziert wird eine Allergie von Allergologen (die oft gleichzeitig Hautärzte oder Lungenfachärzte sind) vor allem mit Hilfe des *Pricktests*. Dabei werden kleine Tropfen vermeintlicher Allergene an verschiedene Stellen auf die Haut der Innenseite des Unterarms oder auf den Rücken getropft und die Haut unter dieser Flüssigkeit angeritzt. Nach wenigen Minuten werden die Tropfen entfernt. Besteht eine Allergie, ist die entsprechende Stelle gerötet und juckt.
Eine weitere Möglichkeit ist der *Pflastertest*. Die Pflaster werden mit dem vermeintlichen Allergen auf die Haut geklebt. Sie verbleiben dort einige Stunden. Die Allergene lösen Hautreaktionen aus.
Eine weitere Möglichkeit ist es, im Blut den IgE und IgG Antikörpertest durchzuführen. Dabei können Allergengruppen (z. B. Getreide, Milchprodukte oder Gräserpollen usw.) und einzelne Lebensmittel ausgetestet werden.
Leider ist keine Diagnoseform hundertprozentig zuverlässig. Vor allem, weil Allergien sich wandeln können. Das bedeutet, dass, wenn Sie Roggen essen, weil Sie Weizen nicht vertragen, nach einiger Zeit eine Allergie auf Roggen entstehen kann. Um diesen Effekt zu vermeiden, muss möglichst täglich das Getreide gewechselt werden. Auf Reis reagiert man allerdings seltener allergisch, so dass eine *glutenfreie* Ernährung oft hilfreich ist.
Die gute Möglichkeit, relativ sicher eine Lebensmittelallergie selbst festzustellen, ist, das verdächtige Lebensmittel auf die Innenseite der zu Lippen reiben. Besteht eine Allergie, gibt es wahrscheinlich eine Reaktion an dieser Stelle. Passiert nichts, das Lebensmittel auf die Zungenspitze reiben und ebenfalls die Reaktion abwarten. Ohne Reaktion besteht wahrscheinlich keine Allergie.
Wenn Sie den Verdacht auf eine Allergie haben, sollten Sie die entsprechenden Lebensmittel weglassen und sich selbst gut beobachten. Führen Sie eventuell ein schriftliches Tagebuch. Die schwerste, aber möglicherweise beste Methode ist, ein paar Tage nur von Reis mit etwas Salz und viel Wasser zu leben. Danach kommen täglich ein paar Lebensmittel dazu. Natürlich nur solche, auf die

wahrscheinlich keine Allergie besteht, wie beispielsweise Kartoffeln, Zucchini, Sonnenblumenöl, Rindfleisch usw. Sobald die Beschwerden wieder auftreten, könnte es sein, dass Sie auf das gerade Verzehrte allergisch reagieren.
Bevor Sie sich eine solche Diät antun, verzichten Sie zunächst auf die Hauptallergene: Weizen, Milchprodukte, Eier, Geflügel, Erdnüsse, Haselnüsse, Soja, Sellerie, Erdbeeren, Kiwi, Zitrusfrüchte, Aromastoffe, Emulgatoren, Farbstoffe.

Achtung, nur bei Getreideallergien:
Ist die allergische Reaktion nur sehr gering, sollte überlegt werden, ob ein Verzicht auf glutenhaltige Wurstwaren und Medikamente notwendig ist. Sprechen Sie darüber mit Ihrem Allergologen oder Ihrer Allergologin oder beobachten Sie sich selbst gut.

Morbus Duhring

Dermatitis herpetiformis Duhring, kurz Morbus Duhring oder DHD, ist eine heftig juckende Hauterkrankung, bei der sich granuläre Ablagerungen des Immunglobin Typs A nachweisen lassen. Die juckenden Hautstellen sind herdförmig und symmetrisch über den Körper verteilt. Es handelt sich dabei um kleine Blasen, die durch Kratzen blutige Krusten bilden. Zur Behandlung ist neben einer streng glutenfreien Ernährung der Verzicht auf Jod im Kochsalz und in Nahrungsmitteln wie Fisch und Meeresfrüchten notwendig.
Für den Notfall hilft das Medikament Dapson, das aber wegen möglicher Nebenwirkungen nicht für eine Dauermedikation geeignet ist.
Da die Schilddrüse Jod benötigt, muss individuell die richtige Jodmenge ausgetestet werden. Wer nur noch eine funktionslose Schilddrüse oder gar keine mehr hat, kann auf Jod völlig verzichten.

Gluten- oder Weizensensitivität

Sie verursacht der Zöliakie ähnliche Beschwerden und entsteht durch ein Protein (ATI = Amylase-Trypsin-Inhibitoren), einem Bestandteil des Weizens. Am häufigsten von dieser Unverträglichkeit sind Frauen mittleren Alters betroffen. Die Diagnose wird über eine Ausschlussdiät mit nachfolgendem Weizenverzehr gestellt. Es gibt keine Folgeerkrankungen durch Nichteinhalten der Diät.

Lebensmittelkunde

Was ist Gluten?

Gluten (gesprochen *Gluten*, also die 2. Silbe betonen) ist ein Klebereiweiß, und Bestandteil von Weizen, Roggen, Hafer, Gerste, Dinkel, Grünkern, Kamut und Einkorn. Genauer gesagt: Die Proteine (Eiweiß) der oben genannten Getreidesorten können in wasserlösliche und -unlösliche eingeteilt werden. Die wichtigsten sind die unlöslichen Proteine, genannt Gluten, das wiederum in Glutenine und Prolamine eingeteilt wird. Schädlich für Zöliakie-/Spruekranke sind die Prolamine: Gliadine, Hordeine und Avenin. Das Prolamin des Weizens und Roggens wird Gliadin genannt. Bei Gerste ist es Hordein und bei Hafer Avenin. Zu Vereinfachung wird nur von Gluten gesprochen.
Gluten eignet sich hervorragend als Emulgator, Stabilisator und Kleber. Es ist bei der Weizenstärkeherstellung ein »Abfallprodukt«. Weizenstärke wird in großer Menge benötigt, so dass Gluten preiswert ist.
Da Gluten schon in geringer Menge große Wirkung hat, wird es gerne verwendet, muss aber nicht immer deklariert werden.
Wie versteckt Gluten enthalten sein kann, sei hier an dem Beispiel Joghurt dargestellt: Emulgatoren verbinden Flüssigkeit und Fett. Ohne Emulgator trennt sich die Flüssigkeit von der Joghurtmasse. Das bedeutet, dass sich nach einigen Tagen die Flüssigkeit des Joghurt oben absetzt. Soll das nicht geschehen, muss ein Emulgator zugesetzt werden.
Da es noch andere Emulgatoren gibt, müssen deshalb aber nicht automatisch alle Joghurtsorten Gluten enthalten. Dasselbe gilt für Geschmacksverstärker, Aromen und Medikamente, denn diese enthalten teilweise ebenfalls Gluten.
Viele Lebensmittel, z. B. Wurst, Magerkäse, Fertiggerichte und Konserven enthalten Gluten in geringen Mengen als Bestandteil eines Zusatzstoffs, ohne dass dafür eine Deklarationspflicht besteht. Gluten bindet auch hier Fett und Flüssigkeit oder ist einfach nur Träger.

Kennzeichnungsverordnung für Lebensmittel

Die Lebensmittelskandale der letzten Jahre können sehr nachdenklich stimmen. Wenn Sie Lebensmittel im Bioladen oder Reformhaus kaufen, können Sie davon ausgehen, dass eine Volldeklaration besteht. Spuren von Gluten oder Milch können trotzdem bei der Herstellung in die Lebensmittel gelangen. Selbstverständlich reinigen die Firmen ihre Geräte, sie können die Gluten- und Laktosefreiheit eben nur nicht garantieren. Sie schreiben gegebenenfalls »können Spuren von … enthalten« auf die Verpackung.
Bei Fertiglebensmitteln aus kontrolliert biologischem Anbau (kbA) ist also der vollständige Inhalt auf der Verpackung angegeben. Geschmacksverstärker, Emulgatoren, künstliche Aromen und dergleichen werden nicht verwendet. In einem Erdbeerjoghurt sind auch tatsächlich Erdbeeren und nicht ein Erdbeeraroma, hergestellt aus Baumrinde, wie es bei einigen konventionellen Joghurts der Fall sein kann. Schon ein Hauch von Erdbeere reicht aus, damit diese Firmen »Erdbeeren« auf die Inhaltsliste schreiben dürfen.
Fraglich ist also immer, ob man bei konventionell (also nicht kbA) angebauten und hergestellten Lebensmitteln weiß, was man isst.

Grundsätzlich gilt, was zuerst auf der Zutatenliste steht, ist am meisten im Lebensmittel enthalten, das Zweite auf der Liste am zweithäufigsten und die geringste Menge ist von der letzten Zutat enthalten.
Seit Herbst 2005 gibt es ein neues EU-Gesetz für verpackte Lebensmittel. Lebensmittel, die vor diesem Termin hergestellt wurden, dürfen abverkauft werden.
Die Allergieauslöser, die am häufigsten vorkommen, müssen auf der Zutatenliste aufgeführt werden.
Sie kommen aus 12 Produktgruppen:

- Glutenhaltige Getreide: Weizen, Roggen, Gerste, Hafer, Dinkel, Grünkern, Kamut, Hybridstämme davon und daraus hergestellte Lebensmittel
- Milcherzeugnisse, Laktose
- Eier und Ei-Erzeugnisse
- Erdnüsse und Erdnuss-Erzeugnisse
- Soja und Soja-Erzeugnisse
- Schalenfrüchte: Mandeln, Haselnüsse, Walnüsse, Cashewkerne, Pecanüsse, Paranüsse, Pistazien, Macadamianüsse, Queenslandnüsse und daraus hergestellte Erzeugnisse
- Sesamsaat, Sesamsaat-Erzeugnisse
- Sellerie und Sellerie-Erzeugnisse

- Senf und Senf-Erzeugnisse
- Krebstiere und Krebstier-Erzeugnisse
- Fisch und Fisch-Erzeugnisse
- SO_2: Schwefeldioxid, Sulfite (mehr als 10 Milligramm je Kilogramm oder Liter)

Nicht kennzeichnungspflichtig sind:
Glukosesirup, Dextrose und Maltodextrin auf Weizenbasis und Glukosesirup auf Gerstenbasis, Destillate aus Getreide für Spirituosen

Zutaten, wie beispielsweise Gewürze, müssen nur dann einzeln angegeben werden, wenn sie mehr als 2 % der Gesamtmenge ausmachen oder es sich um Sellerie oder etwas anderes aus der obigen Produktgruppe handelt. So steht dann auf der Liste von Ketchup beispielsweise: »Tomaten, Zucker, Essig, Gewürze (enthält Sellerie), Salz.«
Leider kann man aus Weizenstärke einen Zucker herstellen, der nicht unter die Kennzeichnungspflicht fällt. Nur wenige Firmen kennzeichnen die Produkte entsprechend, was bedeutet, dass man nach wie vor in den Lebensmittellisten der Selbsthilfegruppen nachsehen muss, ob ein Produkt glutenfrei ist.
Wenn in einer Herstellerfirma Schokolade mit und ohne Haselnüsse hergestellt wird, steht auf der Packung aus Sicherheitsgründen oftmals: »Kann Spuren von Haselnuss enthalten«. Leider gibt es auch Lebensmittel, vor allem Brotaufstriche, mit dem Vermerk: »Kann auch Spuren von Gluten enthalten.« Was nichts anderes heißt, als dass in der Maschine auch glutenhaltige Brotaufstriche hergestellt werden.
Nun werden Sie fragen, ob Sie das dann essen dürfen. Korrekterweise müsste ich »nein« sagen. Aber ich persönlich habe ein sehr gutes Körpergefühl und bemerke sofort, wenn ich etwas nicht vertrage, also probiere ich es aus. Bisher hatte ich mit Lebensmitteln, die diesen Hinweis haben, noch keine Probleme. Die Maschinen werden sorgfältig gereinigt. Die Firmen sichern sich rechtlich nur ab.

Weizenstärke

Bei der Gewinnung von Weizenstärke wird unterschieden zwischen Prima- und Sekundastärke. Die Primastärke enthält 0,5 % und die Sekundastärke bis zu 5,0 % Resteiweiß (Gluten).
Weizenstärke ist also nicht 100 %ig glutenfrei, auch wenn sie als solche deklariert wird. Die Weizenstärke wird ausgewaschen und enthält danach nur noch einen sehr geringen Anteil Gliadin (Gluten des Weizens).

Der Grenzwert für die glutenfreien Lebensmittel schwankt in jedem Land. Ein Richtwert ist 1 mg Gliadin pro 100 g Weizenstärke. In der Liste der glutenfreien Lebensmittel der Selbsthilfeorganisationen sind die weizenstärkehaltigen Produkte als solche gekennzeichnet.
Probieren Sie selbst aus, ob Sie Weizenstärke vertragen. Weizenstärke ist eine reine Stärke und damit nicht sonderlich gesund. Wenn Sie unbedingt Stärke, beispielsweise im Kuchen, essen möchten, nehmen Sie am besten Maisstärke.

Einkaufsführer

Von Natur aus glutenfreie Lebensmittel

Glutenfrei sind alle zusatzfreien Lebensmittel, zum Beispiel:
Früchte, Obst, Meeresgemüse (Algen), Gemüse, Kartoffeln. Tierisches wie Eier, Fleisch, Fisch, Schalentiere, Meeresfrüchte sowie Nüsse, Kerne, Milch, Saft, Zucker, Salz, Gewürze pur ohne Zusätze, Wasser, Wein, Essig, Öl und Trockenfrüchte.

Glutenfreie »Getreide« und Getreideersatz

Sofern keine, durch Abfüllung dazu gekommenen, glutenhaltigen Körner in den nachfolgend genannten »Getreidesorten« enthalten sind, dürfen diese gegessen werden, da sie glutenfrei sind.
Beim Einfüllen in die Getreidemühle oder vor dem Kochen die Körner genau anschauen. Fremdkörner sind gut zu erkennen.

- *Amaranth:* wächst in den Anden (Südamerika), schmeckt nussig und kann gemahlen als Mehl oder gepufft als Müsli verwendet werden. Vor dem Mahlen mit anderem »Getreide« mischen, denn es lässt sich von beinahe keiner Mühle pur mahlen.
- *Braunhirse:* Botanisch gibt es die Braunhirse nach meiner Recherche nicht. Allerdings wird sie angeboten und soll roh in kleiner Menge verzehrt werden. Ihre Vitamine und Mineralien gelten als gesund. Sie ist aber schwer verdaulich und kann deshalb möglicherweise einem nicht ganz gesunden Darm schaden.
- *Buchweizen:* Da auf dem Acker vorher evtl. glutenhaltiges Getreide angebaut

wurde, gibt es hier manchmal Fremdkörner. Buchweizen wird bei uns regional in kleineren Mengen und zunehmend auch in Bioqualität angebaut.

- *Hanfsaat:* seit 1996 darf Hanf in Deutschland angebaut werden und ist im Handel erhältlich. Er lässt sich zusammen mit anderem Getreide mahlen. Ganze Körner im Brot geben dem Brot »Biss«.
- *Hirse:* kommt aus Afrika und stellt dort eines der Hauptnahrungsmittel dar. Sie lässt sich zu Mehl mahlen und ist für Brot geeignet. Gekochte Hirse ist als Beilage beliebt. Da Hirse fettig ist und dieses Fett schnell ranzig werden kann, sollte sie vor dem Verarbeiten gewaschen werden. Natürlich muss sie vor dem Mahlen auf einem Handtuch getrocknet werden, damit die Mühle nicht verklebt.
- *Kartoffelmehl:* ist zum Soßenbinden und als Backmehl geeignet. Brot oder Kuchen aus reinem Kartoffelmehl sind allerdings nicht zu empfehlen.
- *Kastanienmehl:* kommt aus Südeuropa und ist bedauerlicherweise recht teuer. Eine kleine Menge im Kuchen beeinflusst den Geschmack schon erheblich.
- *Lupinen:* sind Hülsenfrüchte und eine gute Alternative zu Soja. Ihr Mehl ist vielseitig verwendbar. Sie werden auch als Lupinen-Tofu und Lupinen-Tempeh angeboten.
- *Mais:* wächst beinahe überall auf der Welt. In vielen Ländern spielt er eine wichtige Rolle als Hauptnahrungsmittel. Zum Mahlen oder Schroten ist Popcornmais nicht geeignet. Die etwas schrumpeligeren Körner lassen sich schroten (für Polenta und Brei) oder mahlen (für Mehl). Nur große Getreidemühlen sind in der Lage, Mais zu mahlen.
- *Maisstärke:* ist nur ein Teil des Maiskorns und somit nicht sehr wertvoll in Bezug auf Mineralien und Vitamine. Sie ist geeignet als Mehlbestandteil oder zum Eindicken von Soßen oder Kochen von Pudding. Einige Nudeln bestehen aus Maisstärke
- *Quinoa:* wächst in Südamerika in den Anden. Es ist vitamin- und mineralienreich und bestens als Mehlanteil geeignet. Die meisten Getreidemühlen mahlen es allerdings nicht pur. Das feine nussige Aroma macht es gekocht zu einer delikaten Beilage.
- *Reis:* wächst vor allem in Asien. Es gibt viele verschiedene Sorten und Qualitäten. Es lohnt sich, einige davon zu testen. Gemahlen ist Reis hervorragend als Mehl für viele Backwaren geeignet. Mehr dazu im Extrakapitel Reis.
- *Sago*, auch *Perlsago* genannt, kann aus Weizen hergestellt sein. Wird es aus der Sago- oder Brennpalme gewonnen, ist es glutenfrei.
- *Soja* kommt vor allem aus Asien und den USA. Im Naturkostladen und Reformhaus angebotene Produkte aus Soja sind nicht genmanipuliert und können bedenkenlos verwendet werden. Für Mehl werden die gelben Boh-

nen und für Glasnudeln (nicht verwechseln mit Reisnudeln) und Keimlinge die grünen Bohnen verwendet. Pur lassen sich die Bohnen nicht in der Getreidemühle mahlen.
- *Tapioka*, auch *Manioka* genannt, wird aus der Wurzel des Maniokbaumes gewonnen und ist glutenfrei. Durch seine stark bindende Eigenschaft ist es für Grütze geeignet. In den USA gibt es Tapiokamehl. In Verbindung mit Reismehl ist es backfähig.
- *Teff* stammt aus Äthiopien und 3 von 375 Sorten werden neuerdings auch in Europa angebaut.

Hafer

Nach neuesten Erkenntnissen ist Hafer *glutenarm*, denn der darin enthaltene Kleber Avenin ist gering schädlich für die Darmschleimhaut Zöliakiebetroffener. In Schweden gibt es einen speziell aufbereiteten Hafer, der als glutenfrei gilt. Dieser Hafer wird nicht in Deutschland verkauft. Kinder sollten auf keinen Fall Hafer verzehren.

Lebensmittel *mit* Gluten

- Backwaren und Teigwaren, sofern nicht als glutenfrei gekennzeichnet
- Bier (neuerdings gibt es glutenfreies Bier aus Hirse)
- Dinkel
- Einkorn
- Fermentiertes Getreide
- Gerste
- Getreidekaffee
- Grünkern
- Hafer, Hafergetränk
- Kamut
- Kwaß ist ein fermentiertes Brotgetränk
- Malzbonbons und -Sirup
- Malz wird aus Gerste gewonnen
- Paniermehl
- Ponzu Soße (japanisches Dressing für Nudeln)
- Roggen
- Salzstangen und ähnliches Gebäck
- Seitan

- Shoyu (Sojasoße mit Weizen)
- Soba gibt es mit und ohne Weizen
- Udon, Jomogi Soba, Yinenjo Soba & Somen (japanische Weizenspaghetti)
- Weizen, Weizenstärke*
- Zenryu Fu

*Weizenstärke hat einen so geringen Glutenanteil, dass sie als glutenfrei bezeichnet werden darf. Da sie aber nicht 100 %ig frei von Gluten ist, lehne ich Weizenstärke ab. Wer sehr empfindlich reagiert, schadet seinem Darm mit diesem kleinen Anteil.

Lebensmittel, die Gluten als Zusatz enthalten *können*

Teilweise, leider oft versteckt, enthalten folgende Lebensmittel Gluten:
- Alle Lebensmittel, die nicht mehr in ihrer Urform sind
- Aromen
- Ayurvedischer Tee (enthält zum Teil Gerste)
- Backpulver (enthält teilweise Weizenstärke)
- Backwaren
- Bindemittel (sind oft aus Weizenstärke)
- Brotaufstriche (steht auf der Verpackung)
- Chips und ähnliches
- Eis
- Emulgator (ist manchmal sogar Gluten)
- Essig (z. B. aus Weizen oder Roggen; steht aber auf der Flasche)
- Fertiggerichte
- Geschmacksverstärker
- Gewürzmischungen
- Gnocchi
- Joghurt
- Kartoffelklöße und -knödel
- Kaugummis
- Kleber (kann Gluten sein)
- Kräuter-Frischkäse
- Kroketten
- Magerkäse
- Mayonnaise
- Pommes Frites
- Puddingpulver

- Salatdressing
- Schimmelkäse
- Senf
- Sojasoße
- Soßen
- Stabilisator
- Stärke, außer wenn sie ausdrücklich als Mais- oder Kartoffelstärke bezeichnet wird
- Suppen
- Süßigkeiten jeder Art
- Süßstoffe
- Verdickungsmittel, da es Weizenstärke sein kann
- Wurstwaren (auch Schinken)

> Eine Liste der glutenfreien Lebensmittel gibt es für Mitglieder, der im Anhang genannten Selbsthilfegruppen.
> Einige große Lebensmittelkonzerne veröffentlichen im Internet eine Liste ihrer glutenfreien Lebensmittel.

Zusätzliche Diäten

Vegetarisch oder vegan leben

Sofern Sie gleichzeitig vegetarisch (kein Fleisch) oder vegan (nichts vom Tier, auch keinen Honig) leben, müssen Sie darauf achten, dass Sie ausreichend B-Vitamine, vor allem B_{12} zuführen, denn B_{12} kommt nur in tierischen Produkten vor. Ein Leben ohne Fleisch würde bald zu Mangelerscheinungen führen. Daher muss unbedingt regelmäßig ein Vitamin-B-Komplexmittel, in dem ausreichend Vitamin B_{12} enthalten ist, eingenommen werden.
Biotin kommt kaum in glutenfreien Getreiden vor. Wenn Sie nicht ausreichend Nüsse essen, muss Biotin, ebenfalls ein B-Vitamin, im Komplexmittel enthalten sein.

Biotin aus der Apotheke: z. B. *Gabunat Hartkapseln, Gabunat forte, Biotin ratiopharm 5mg, Biotin 2,5mg/5,mg Stada, Biotin-Asmedic, BIO-H-TIN 2,5 mg/5mg/10mg, Biotin Hexal 5mg/10mg, Hermes Biotin 5mg und Hermes Biotin, Hübner Biotin S 2,5mg/5,mg, Medicom Kur Biotin, Medobiotin S, Medibiotin

Biotin aus Drogerien und Apotheken: z. B. *Abtei Biotin Forte Kapseln, Abtei Biotin Tabletten

B_{12} aus der Apotheke: Injektionen sind gluten- und laktosefrei, B_{12}-Asmedic Tabletten, * B_{12}-Asmedic Tropfen, B_{12}-ratiopharm10µg Filmtabletten

* enthalten keine Laktose

Laktoseintoleranz

Besteht gleichzeitig eine Laktoseintoleranz, dürfen zusätzlich keine Milchprodukte verzehrt werden. Oft gibt sich das aber, sobald der Darm vollständig regeneriert ist. Nach einigen Monaten strenger laktosefreier Diät kann vorsichtig mit Sahneprodukten und Hartkäse begonnen werden. Treten wieder Beschwerden auf, muss weiterhin auf Milchprodukte verzichtet werden. Rezepte und Ratschläge dazu finden Sie in meinen Büchern: »Milchfrei leben – glutenfrei leben« und »Milchallergie und Laktoseintoleranz«.

Medikamente und Kosmetik

Gluten oft in Medikamenten

Gluten ist ein gutes Trägermaterial für Medikamente und wird daher sehr häufig als Hilfsstoff beigefügt. In der Gebrauchsinformation und in der *Roten Liste* wird nicht erwähnt, ob Gluten enthalten ist. Also bitte immer in der *Liste der glutenfreien Arzneien* der Selbsthilfegruppen nachschauen.
Impfstoffe, Infusionen und Injektionen enthalten in der Regel kein Gluten. Ich habe noch keine glutenhaltigen entdeckt, zur Sicherheit aber bitte in der Liste nachschauen. Wobei bei Impfungen und Injektionen die Menge so gering wäre, dass sie sicher nicht schaden würde.

Achtung bei Zöliakie und Sprue:
Glutenhaltige Medikamente sind verboten.

Achtung bei Getreideallergie:
Falls Sie sehr empfindlich reagieren, sollten Sie bei Medikamenten, die als vermeintlich frei von Getreide in der *Roten Liste* stehen, bei der Herstellerfirma nachfragen. Schneller geht es, wenn Sie Ihre Apotheke bitten, für Sie zu fragen. Apotheken haben meist ein Telefaxgerät, mit dem eine Anfrage billiger und schneller ist. Ist in einem Medikament Maistärke enthalten, ist selten zusätzlich ein glutenhaltiger Stoff im Hilfsstoff enthalten.

Gebrauchsinformation aufheben

Sie sollten die Gebrauchsinformation, den sogenannten *Beipackzettel*, aller für Sie erlaubten Medikamente aufbewahren und datieren. Ein kleiner Karteikasten mit einem alphabetischen Register erleichtert später die Suche.

Nehmen Sie dieses Kästchen einfach mit zu jedem Arztbesuch. So müssen Sie nicht jedes mal nachschauen.
Sofern Sie die *Aufstellung glutenfreier Arzneien* haben, sollten Sie diese immer in Ihrer Handtasche haben. So können Sie jederzeit nachschauen. Denn alles was Sie einnehmen, *muss* glutenfrei sein.

Lippenstifte und Kosmetik

Auch Lippenstifte können Gluten enthalten. In der *Aufstellung glutenfreier Arzneimittel* der DZG sind Hersteller glutenfreier Lippenstifte aufgeführt.
Gluten, falls in Cremes, Salben, Körperlotionen und Badezusätzen überhaupt enthalten, gelangt nicht über das Verdauungssystem in den Körper und ist nach meiner Ansicht nicht schädlich für den Darm. Grundsätzlich gilt, dass alle Stoffe in der Kosmetik über die Haut ins Blut gelangen. Deren Zusätze, die nicht immer »gesund« sind, müssen von der Leber entgiftet werden und können deshalb den Körper belasten.
Zahncreme und -gel können glutenhaltig und auch laktosehaltig sein, sind aber in der Liste der DZG aufgeführt.

Zu Ihrer Sicherheit

Im Krankenhaus

Noch größer als das Problem mit den Medikamenten ist das Problem mit der Ernährung bei stationären Krankenhausaufenthalten. Auch wenn glutenfreies Essen bestellt wurde, heißt das leider nicht, dass man sich darauf verlassen kann. Weil auf dem Essen beispielsweise keine Soße ist oder ein Brot fehlt, werden diese auf der Station möglicherweise aus Unwissenheit ergänzt. Große Wachsamkeit ist also geboten. Für die Medikation nehmen Sie auf jeden Fall die *Liste der glutenfreien Arzneien* der Selbsthilfegruppen mit. Bei einer Notfalleinweisung müssen Angehörige die *Liste* (eigentlich ist es ein kleines Buch) ins Krankenhaus bringen.

SOS-Kapsel

Sofern Sie schon auf geringe Mengen Gluten und gegebenenfalls Laktose reagieren, sollten Sie stets eine SOS-Kapsel an einer Kette um den Hals tragen. Rettungspersonal sucht danach und kann so gleich die Klinik informieren. Erhältlich sind SOS- Kapseln in Apotheken (Fa. Hahn & Hahn GmbH, Waiblingen). In diese kleine Silberkapsel stecken Sie ein Zettelchen mit den notwendigen Informationen. Schreiben Sie außer Ihrer Adresse, die Adresse Ihres Hausarztes oder Ihrer Hausärztin und, sofern bekannt, Ihre Blutgruppe dazu.

Notfallausweis

Fragen Sie Ihren Arzt oder Ihre Ärztin nach diesem kleinen gelben Ausweis. Er wird mit einem Passbild versehen und kann alle nötigen Informationen über Sie enthalten. Er ist so klein, dass er in jede Ausweismappe passt. Bei den meisten Menschen reichen diese Ausweise aus.

Der Zöliakie/Sprueausweis

Bei der DZG können Sie gegen eine kleine Gebühr als Mitglied einen Ausweis bekommen, der Sie als zöliakie-/sprueerkrankte Person ausweist. Er hat die Größe eines Reisepasses. Eine weitere Möglichkeit ist es, ein Attest von Ihrer Ärztin oder Ihrem Arzt zu Ihren Ausweispapieren zu legen.

Das finanzielle Problem

Glutenfrei leben ist teurer

Es ist etwa 15 % teurer, sich glutenfrei zu ernähren. Genau lässt sich das nur sehr schwer errechnen. Ich glaube, es ist mehr, sofern man nur von den angebotenen Fertigprodukten lebt. Eine Möglichkeit, auf Dauer preiswerter zu leben, gibt es natürlich.
Denken Sie deshalb über die Anschaffung einer guten Getreidemühle nach. Ein Brotbackautomat erleichtert die Arbeit, ist aber nicht ganz so wichtig.
Handeln Sie in einem Naturkostladen oder Reformhaus einen guten Preis für 25 kg Vollkornreis (lang) aus. Mahlen Sie diesen Reis je nach Bedarf und nehmen Sie das so gewonnene Mehl als »Haupt«-Mehl für alle Backwaren. Dabei müssen Sie immer beachten, dass 1 % Verdickungsmittel dazu gegeben werden muss. Das preiswerteste Verdickungsmittel ist Guarkernmehl (KulturGut Alte Schmiede). Dem Reis können Sie vor dem Mahlen, nach Belieben und Geldbörse, andere glutenfreie Getreidesorten zufügen. Mais und Hirse sind ebenfalls preiswert, aber nicht so »geschmacksneutral«.

Der Schwerbehindertenausweis

Mit diesem Ausweis lassen sich Steuern sparen. Außerdem gibt es – je nach Behinderungsgrad und -zusatz – ermäßigte Preise bei einigen Beförderungsmitteln, Veranstaltungen, Museen, Kinos und dergleichen.
Für Zöliakie/Sprue ohne weitere Erkrankungen werden nur 20 % anerkannt. Kommen weitere Behinderungen dazu, werden sie nicht in Prozentzahlen dazu gerechnet (z. B. Sprue 20 % und Arthose im Knie 10 % wird nicht zu 30 %). Alle *Behinderungen* werden im Ganzen bewertet. Einen Schwerbehindertenausweis bekommt man erst ab 50 % Behinderung. Natürlich beinhaltet dieser Aus-

weis nicht automatisch das Parken auf den Behindertenparkplätzen, denn dafür bedarf es der Gehbehinderung.
Falls Sie noch weitere Erkrankungen haben, sollten Sie diese mit angeben. Wenn für Sie ein Behinderungsgrad über 50 % anerkannt wird, haben Sie Anspruch auf Extraurlaubstage und es besteht ein besonderer Kündigungsschutz. Bei der Suche nach einer neuen Arbeitsstelle kann das unter Umständen aber auch bedeuten, dass Sie vielleicht Schwierigkeiten haben werden, eine Arbeitsstelle zu finden.
Um einen Behindertenausweis zu bekommen, schreiben Sie an das für Sie zuständige Versorgungsamt und bitten zunächst um das entsprechende Antragsformular. Füllen Sie alle Fragen zu Ihrer Person aus und gehen Sie damit zu Ihrem Arzt oder Ihrer Ärztin zur weiteren Bearbeitung.
Leider müssen Sie sich in Geduld fassen, denn es kann Wochen dauern, bis Sie den Ausweis erhalten.
Falls Sie mit der Beurteilung des Versorgungsamtes über die Höhe der Behinderung nicht einverstanden sind, haben Sie ein Widerspruchsrecht. Dafür reicht zunächst ein Schreiben, in dem Sie mitteilen, dass Sie nicht einverstanden sind. Schreiben Sie außerdem, welche Einschränkungen diese Diät für Sie hat. Natürlich können Sie dafür anwaltliche Hilfe in Anspruch nehmen.

Das Finanzamt

Der Behinderte spart, je nach Höhe der anerkannten Prozente, Steuern. Angegeben wird die Behinderung bei dem Lohnsteuerjahresausgleich bzw. der Einkommensteuererklärung. Als Nachweis genügt eine Kopie des Schwerbehindertenausweises.
Zusatzkosten für Lebensmittel werden nicht anerkannt.

Die Krankenkasse

Die Zusatzkosten der Diät werden von keiner Krankenkasse erstattet, auch nicht von den Privaten und der Beihilfestelle.
Einige gesetzliche Krankenkassen bieten Ernährungsberatungen an. Leider werden Sie nicht immer Glück haben und eine Beratung zur glutenfreien Ernährung bekommen, denn das kommt zu selten vor. Das gleiche gilt für eine Ernährungsberatung in den Kliniken. Fragen Sie also bei der Terminvereinbarung nach Kenntnissen zur glutenfreien Ernährung, bevor Sie eine weite Anfahrt haben und Ihre Freizeit opfern.

Kinder

Das Kind aufklären

Sollte die Zöliakie schon im Säuglingsalter erkannt werden, wird das Kind den Verzicht auf glutenhaltige Nahrungsmittel als ganz normal empfinden. Es muss jedoch dem Alter entsprechend informiert sein, damit es nicht in Ihrer Abwesenheit unwissentlich falsche Sachen isst.
Für Kinder, bei denen die Diagnose später gestellt wird, ist die Diät nur schwer verständlich und die Umstellung denkbar hart.
Erklären Sie dem Kind die Situation so ausführlich wie möglich. Ihr Kind wird wahrscheinlich mehr verstehen, als Sie zunächst annehmen. Kleineren Kindern helfen kurze Geschichten bei den Erklärungen. Im Michael Neugebauer Verlag ist ein Buch erschienen, das die Verdauung erklärt: »Russelmann, Neues aus dem Bahnhof Bauch«. Es ist kein Buch speziell für Zöliakiebetroffene (scherzhaft *Zölies* genannt), ist aber bestens geeignet, um Kindern das Problem verständlich zu machen. Außerdem hat die DZG eine kleine »Zöliakie Fibel« für Kinder.
Sprechen Sie bitte nicht in seiner Anwesenheit ständig über das »arme Kind«. Erklären Sie die Situation Ihren Verwandten und Bekannten, wenn das Kind nicht dabei ist, denn irgendwann möchte Ihr Kind nichts mehr davon hören. In Anwesenheit des Kindes sollte die Diät bald eine ganz normale Angelegenheit sein. Sie können sicher sein, es wird eine normale Angelegenheit werden.
Bei einer Besprechung mit dem Lehrpersonal, die unbedingt stattfinden muss, sollte Ihr Kind dabei sein. Natürlich auch bei einer »Familienkonferenz«, bei der Sie besprechen, wie das »neue Leben« werden wird.

Kinder und Süßigkeiten

Einem Kind, bei dem die Zöliakie nicht gleich im Säuglingsalter diagnostiziert wurde, fällt der Verzicht auf die beliebten Süßigkeiten besonders schwer. Hier muss dringend Ersatz angeboten werden, da sonst das Kind vielleicht heimlich nascht. Im Küchenschrank muss ein kleiner Vorrat an Riegeln, Keksen oder dergleichen ganz speziell für dieses Kind liegen. Für alle anderen sollte dieser Vorrat absolut tabu sein. So kann das Kind selbst überblicken, was vorrätig ist. Außerdem macht ein eigener kleiner Vorrat stolz, vor allem wenn sonst niemand davon nehmen darf. Das erleichtert dem Kind das Einhalten der Diät.
Geben Sie allen Menschen, die Ihr Kind mit Süßigkeiten beschenken möchten, eine Liste der erlaubten Naschereien. So vermeiden Sie Enttäuschungen.

Der Kindergeburtstag

Bitte vergessen Sie niemals, dem betroffenen Kind bei einem Kindergeburtstag Gebäck mitzugeben. Auch sollten die Eltern des Geburtstagskindes informiert sein.
Hat Ihr Kind Geburtstag, richten Sie die Feier glutenfrei für alle aus. So haben alle die Gelegenheit zu erkennen, wie lecker das sein kann. Ihr Kind wird sich freuen, denn es darf essen, was alle dürfen.
Vielleicht haben Sie Glück und eine andere Mutter nimmt sich ein Beispiel. Ich habe schon oft von Müttern gehört, die auf einer Geburtstagsfeier für alle Kinder die Diät des eingeladenen Kindes eingehalten haben.

Im Kindergarten und in der Schule

Fragen Sie im Kindergarten, ob es möglich ist, einen kleinen Vorrat an Riegeln oder Keksen anzulegen, damit für unvorhergesehene Feiern etwas da ist. Auch in den ersten Klassen der Schule sollten Sie darum bitten. Bitte lassen Sie sich informieren, wenn ein Geburtstag ansteht. Hat Ihr eigenes Kind Geburtstag, geben sie ihm am besten glutenfreie Plätzchen für alle mit. Ihr Kind wird stolz sein.
Die DZG hat eine kleine Broschüre für Betreuungspersonen im Kindergarten und in der Schule herausgegeben. Sie kostet eine geringe Gebühr und steht Mitgliedern zur Verfügung.

Der Schwerbehindertenausweis für Kinder

Sofern Ihr Kind noch klein ist, sollten Sie unbedingt einen Schwerbehindertenausweis beantragen. Drängen Sie dabei auf den Zusatz »H«. Dies bedeutet, dass Ihr Kind hilflos ist. Sie bekommen dann besondere Steuervergünstigungen, die auch notwendig sind, denn Ihr Kind ist tatsächlich in den ersten Lebensjahren auf Ihre Hilfe angewiesen.
Später, wenn das Kind die Schule abgeschlossen hat, sollte man diesen Ausweis nicht verlängern, denn sonst könnte die Suche nach einer Ausbildungsstelle schwierig werden. Auch sollte Ihr Kind später im Erwachsenenalter selbst entscheiden, ob es einen solchen Ausweis wünscht.
Wahrscheinlich wird Ihr Kind seine Situation sowieso nicht mehr als »Behinderung« empfinden, da es sich ein Leben mit Gluten nicht vorstellen kann.
Der Ausweis wird ohnehin nur für wenige Jahre ausgestellt und muss dann per Antrag verlängert werden.

Der Säugling

Es gibt eine Reihe glutenfreier Säuglingsnahrungsmittel, die als *glutenfrei* deklariert sind. Schauen Sie auf die Gläser oder Verpackungen. Die Hinweise sind nicht zu übersehen. Wenn Sie selbst einen Brei kochen wollen, nehmen Sie Reismehl oder Reisflocken. Hierbei aber bitte auch darauf achten, dass diese glutenfrei sind. Ich wäre auch mit Milchprodukten noch vorsichtig. Vor allem darf keine Vorzugsmilch, also Milch direkt vom Bauernhof, verwendet werden. Entwickelt sich das Kind gut, ab dem ersten Lebensjahr langsam mit kleinen Mengen milchzuckerarmen (laktosearmen) Milchprodukten beginnen.
Wenn Sie bereits ein Zöliakiekind in der Familie haben oder jemand anderes in der Familie erkrankt ist, stellt sich natürlich bei Neugeborenen die Frage: Hat es auch Zöliakie? Was machen? Hier ein Vorschlag:
Zunächst lassen Sie einen Antikörpertest oder/und den Gentest machen. Eine weitere, aber nicht so gute Möglichkeit ist die genaue Beobachtung.
Solange der Säugling gestillt wird, fällt eine Zöliakie nicht auf. Also stillen Sie solange wie möglich. So kann sich das Kind am besten entwickeln. Der erste Brei sollte auf keinen Fall glutenhaltig sein. So spät wie möglich, also erst im Alter von 2–3 Jahren, mit glutenhaltigen Lebensmittel beginnen und das Kind ganz genau beobachten. Stellen sich die Ihnen bereits bekannten Symptome ein, nicht lange zögern, sondern mit dem Kind sofort zum Arzt oder zur Ärztin gehen, welche die andere erkrankte Person betreut. Es sollte eine Biopsie oder

zumindest der Antikörpertest gemacht werden, um die Diagnose zu sichern. Schon geringe Zottenschädigungen lassen sich feststellen und weisen dann auf die Zöliakie hin.

Haushaltsgeräte

Die Getreidemühle

Die Anschaffung einer Getreidemühle lohnt sich auf jeden Fall. Sie werden dadurch unabhängiger von glutenfreien Fertigprodukten.
Sie sollten aber keine billige Mühle kaufen, denn die hält nicht lange durch. Sie ist nicht für den Dauergebrauch gebaut. Ein Qualitätskriterium ist es, wenn Sie Mais in ihr mahlen können. Dies sind in der Regel stabile Mühlen, die für Ihre Zwecke geeignet sind, auch wenn Sie keinen Mais mahlen möchten. Ich möchte hier keine spezielle Firma nennen, denn es gibt eine große Auswahl guter Mühlen im Reformhaus und Naturkostladen.
Bitte kaufen Sie unbedingt eine glutenfrei eingemahlene Mühle. Die Herstellerfirmen kennen das und bestätigen es auf der Rechnung bzw. dem Lieferschein. Bitte bestehen Sie auf dem Nachweis.
Diese Mühle darf später auch *niemals* für glutenhaltiges Getreide verwendet werden. Die meisten Mühlen lassen sich nicht ausreichend reinigen. Sollten Sie das Geld für eine Getreidemühle nicht gleich zur Verfügung haben, bitten Sie doch alle, von denen Sie Geschenke zu Weihnachten oder zum Geburtstag bekommen, Ihnen ausnahmsweise Geld für eine Mühle zu schenken. Selbst der Verzicht auf die üblichen Blumen könnte Sie der Mühle ein Stück näher bringen.
Das so selbst gemahlene Mehl ist billiger und gesünder als Fertigmehl. Die Mühle hat sich also schnell amortisiert.

Das Mahlwerk

Steinmahlwerke schonen die Inhaltsstoffe der Getreide am besten. Ölhaltige Samen (z. B. Leinsaat und Sesam) lassen sich nicht in einer solchen Mühle mahlen; sie sollten ohnehin besser ungemahlen verwendet werden, da sie so ein gesunder Ballaststoff sind.

Keramik- und Stahlmahlwerke zerstören wichtige Inhaltsstoffe. Dafür lassen sich diese Mühlen, auseinander genommen, mit Wasser reinigen. Sie sind zudem zum Mahlen von Ölsamen und teilweise auch Nüssen geeignet.

Küchenmaschine

Einige Küchenmaschinen haben als Zusatzgerät Getreidemühlen. Hier sollte auf ein Steinmahlwerk geachtet werden. Je besser die Maschine, desto länger wird sie halten. Auch hier gilt, die billigen sind nicht für den Dauergebrauch gebaut.
Wenn Sie eine Küchenmaschine mit einem Mahlwerk besitzen, dürfen sie es nur verwenden, wenn es sich mit Wasser komplett reinigen lässt.

Die Flockenpresse

Alle meine Versuche, ohne großen Wässerungs- und Trocknungsaufwand glutenfreie Getreide zu flocken, sind fehlgeschlagen. Flocken sollten also gekauft werden, allerdings nur die als glutenfrei deklarierten.

Der Brotbackautomat

Manche Firmen nennen ihn auch Brotbäcker. Wie auch immer er genannt wird, er ist eine zeitsparende wunderbare Erfindung. Ich möchte ihn nicht mehr missen und kenne eine Menge Menschen, denen es genau so geht. Leider gelingt das erste Brot meistens nicht. Man sollte sich nicht entmutigen lassen. Da jedes Mehl andere Backeigenschaften hat und sich der Automat nicht individuell darauf einstellen kann, gelingen oft sogar die ersten 2–3 Brote nicht.
Die Handhabung ist sehr einfach:
Zuerst die Flüssigkeit einfüllen. Dabei die Menge möglichst genau auswiegen, denn 20–30 ml zuviel oder zu wenig Wasser können den Teig negativ beeinflussen.
Dann die trockenen Zutaten einfüllen, den Deckel schließen und das Gerät starten. Die Temperatur aller Zutaten spielt keine Rolle, da der Automat eine Heizspirale enthält, die sich erwärmt. Das Wasser sollte aus der kalten Leitung kommen.

Der Regler *helle* oder *dunkle Kruste* regelt die Backtemperatur (160–180 °C) und sollte stets auf dunkel (180 °C) stehen. Die Backzeit sollte immer die längste, meist als *französisch* bezeichnete, sein.
Der Teig muss einen Strudel bilden und einem Rührteig ähnlich sein. So fest wie »normaler« Brotteig darf er nicht sein. Öffnen Sie den Automat nach etwa 5 Minuten und rühren Sie mit einem Löffel oder Teigschaber etwas um, denn manchmal bleiben ungerührte Mehlreste am Rand stehen. Füllen Sie gegebenenfalls etwas Flüssigkeit oder Mehl nach. Sie können dann den Automat auch stoppen und neu starten. Das Brot wird erfahrungsgemäß dann noch besser.
Das fertige Brot kann einige Stunden im Backautomat bleiben. Die sich bildende Feuchtigkeit trocknet wieder weg, wenn Sie das Brot, nur mit einem Handtuch bedeckt, ein paar Stunden liegen lassen. Es bekommt so eine gute Kruste und hält sich etwas länger.
Einige Automaten kann man vorprogrammieren. Das bedeutet, dass alle Zutaten im Automaten für einige Stunden verbleiben, bevor er sich einschaltet. Diese Funktion ist für glutenfreies Brot nicht geeignet. Das Mehl quillt nur teilweise im Wasser auf und das Brot gelingt nicht.
Die Samen, Nüsse und Kerne können Sie gleich zu Anfang mit einfüllen und nicht, wie in den meisten Gebrauchsanweisungen beschrieben, erst später. Am leckersten ist allerdings, Sie rösten die Samen in einer Pfanne ohne Fett und geben sie kurz vor dem Ende der Rührzeit in den Automaten. Manche Geräte geben dafür ein Signal ab. Das Abpassen der richtigen Zeit ist allerdings eine Kunst.

Backfehler (Hefeteig) im Brotbäcker

• Teig läuft (fast) über	Zu viel Wasser oder Hefe, zuwenig Salz, zu feines Mehl im Verhältnis zur Hefe, zuviel Zucker
• Tiefe Kuhle nach dem Backen	Wasser, Zucker oder Hefe zu viel
• Übergelaufen	Zu viel Hefe, zu warmes Wasser eingefüllt
• Glitschig	Zu viel Verdickungsmittel
• Nicht aufgegangen und hart	Hefe vergessen, zu wenig Hefe, Hefe zu alt
• Mehl nach dem Backen in Ecken	Nach 5 Minuten Rühren mit einem Teigspatel aus den Ecke lösen
• Mehlreste auf fertigem Brot	Zu wenig Flüssigkeit

Rührkuchen aus dem Brotbackautomat

Geräte mit der Extraeinstellung *Teig* und *Backen* sind für Backpulverkuchen geeignet.
Alle Zutaten einfüllen und das Gerät auf Teig stellen. Nach etwa 8 Minuten Rosinen, andere Trockenfrüchte, Apfelstücke, Schokoladenstücke oder dergleichen dazugeben, weitere 2 Minuten rühren lassen und per Stop-Taste abbrechen. Mit einem Löffel die Oberfläche glätten und gegebenenfalls vorher den Rührer entfernen. Den Automaten nun auf *Backen* stellen. Nach 50 Minuten ist der Kuchen fertig.

Die gesunde Ernährung

Vollwertige Ernährung aus meiner Sicht

Ich esse niemals Produkte, deren Inhaltsstoffe mir nicht bekannt sind, bzw. Produkte, die nicht in der Liste der glutenfreien Lebensmittel stehen. Was ich selbst herstellen oder kochen kann, kaufe ich nicht als Fertigprodukt. Auf Produkte mit den Inhaltsstoffen *Geschmacksverstärker* und *Aroma* verzichte ich ganz. Fertigprodukte wie Sirup, Marmelade oder vegetarische Brotaufstriche kaufe ich nur im Naturkostladen, sofern sie als glutenfrei deklariert sind oder keine glutenhaltigen Zutaten enthalten. Sirup beispielsweise enthält außer Sirup keine Zutaten.

Mir passiert es häufiger, dass ich erstaunt angeschaut werde, wenn ich sage, dass ich großen Wert auf Vollkorngetreide lege. Vollkorngetreide heißt nicht, dass das ganze, glutenhaltige Getreidekorn unverändert im Brot zu finden ist. Es bedeutet vielmehr, dass das ganze Korn ungeschält verwendet, also auch gemahlen wurde. Ich meine damit, dass ich sehr großen Wert darauf lege, dass der von mir verwendete Reis ein Vollkornreis der langen und somit gesünderen Sorte ist. Ich bevorzuge sogar Reis aus Demeteranbau.

Vollwertige Ernährung heißt aber auch, nur naturbelassene Lebensmittel zu verwenden. Dies bedeutet für mich, nur frisches Obst und Gemüse, möglichst aus kontrolliert biologischem Anbau, zu essen. Das erlaubt aber leider nicht jede Geldbörse. Trotzdem sollte man wenigstens stets frische Lebensmittel kaufen. Egal aus welcher Anbaumethode, sie sind auf jeden Fall gesünder als Fertigprodukte.

Fertigprodukte sind eher mit Vorsicht zu genießen. Ich verzichte lieber darauf. Was muss zum Beispiel in Fertigkeksen großer Konzerne enthalten sein, damit jeder Keks dem anderen gleicht? Teig ist etwas Lebendiges. Jede Produktion hat minimale Veränderungen. Das kennen Sie vom Plätzchen-Ausstechen und -Backen. Was muss also enthalten sein, damit alle immer 100 % gleich aussehen? Mir wurde erzählt, dass einige Firmen chemisch veränderte Haare zufügen, um die Größe der Plätzchen konstant zu halten.

Ich möchte betonen, dass ich hier nicht von glutenfreien Produkten schreibe. Mir haben nur solche »Geschichten« sehr geholfen auf die konventionell hergestellten glutenhaltigen Kekse zu verzichten.
Ich gehe davon aus, dass die Hersteller glutenfreier Produkte nur wertvolle Lebensmittel ohne solche Zusätze verwenden.

Die glutenfreie Ernährung unterwegs

Essen gehen

Im Restaurant bitten Sie zunächst das Bedienungspersonal in Ihre Nähe. So ist eine Verständigung einfacher. Sicher möchten Sie nicht das ganze Lokal unterhalten, denn Sie müssen von Ihrer Diät erzählen. Sagen Sie nicht einfach nur »glutenfrei«. Das wird nicht jeder verstehen. Machen Sie auf Sojasoße, Bier, Paniermehl und Gewürzmischungen mit Aromen oder Geschmacksverstärkern aufmerksam.

Noch einfacher ist es, Sie schreiben sich einen Zettel, auf dem alle verbotenen Lebensmittel aufgelistet sind. Darunter schreiben Sie eine Liste der erlaubten Lebensmittel. Hier ein Muster:

Ich habe Zöliakie*
und darf Folgendes nicht essen oder trinken:

- Mehl: Weizen, Roggen, Hafer, Gerste, Dinkel, Grünkern und alles daraus Hergestellte
- Geschmacksverstärker, Aromen
- Weizenstärke
- Sojasoße, Senf, Mayonnaise
- Bier

(Schreiben Sie außerdem dazu, was Sie nicht mögen.)

Ich darf essen und trinken:

- Kartoffeln, Reis, Mais, Hirse, Buchweizen, Quinoa, Amaranth, Hanf, Sojabohnen und -sprossen
- Alle Gemüse, Salate, Früchte und Obst
- Alle Getränke außer Bier
- Milchprodukte außer Schimmel- und Magerkäse

*Zöliakie ist bekannter als Sprue

- Zucker, Honig, Trockenobst, alle Nüsse und Kerne
- Johannisbrotkernmehl, Guarkernmehl, Mondamin, Pektin, Hefe, Weinsteinbackpulver, Kartoffelmehl, Maisstärke
- Salz, Essig, Öl, Schmalz, Palmfett, Kokosfett, Speiseöle
- Gewürze außer Fertiggewürzen mit Aromen und Geschmacksverstärkern

Bestellen Sie Essen, das normalerweise schon ohne Mehlprodukte zubereitet wird. In den meisten Restaurants ist es kein Problem, etwas extra für Sie zu kochen.

Bestellen Sie den Salat zur Sicherheit mit Essig und Öl.

Ist es eine wichtige, größere Feier oder Tagung, so sollten Sie vorher das Restaurant informieren. Am besten schriftlich, dann ist die Chance, dass nichts schief geht, größer. Informieren Sie auch über die erlaubten Lebensmittel.

Erwarten Sie nicht das super leckere Essen. Gehen Sie nicht des guten Essens wegen in ein Restaurant, sondern um die dazugehörende Atmosphäre zu genießen. Mit dieser Einstellung werden Sie eine schöne Zeit dort verbringen.

Sie können, sofern Brot zum Essen gehört und es ein besseres Lokal ist, Ihr Brot vorher beim Kellner abgeben. Bitten Sie, dass man es Ihnen serviert. Erklären Sie aber, dass es nicht mit einem unsauberen Brotmesser oder Brett in Berührung kommen darf.

Diesen kleinen Trick können Sie auch anwenden, wenn Sie in einem Lokal zum Frühstück verabredet sind.

Bei dem Besuch eines Cafés am Nachmittag sollten Sie Gebäck mitnehmen. Erklären Sie, dass Sie kein Mehl essen dürfen, und man wird sicher Verständnis haben.

Die Partyeinladung

Wenn wir auf eine Party eingeladen werden, auf der es ein kaltes Büfett gibt, esse ich vorher zu Hause. Auf der Party freue ich mich dann, wenn etwas Obst oder dergleichen für mich da ist. So entfallen lange Erklärungen. Eine kleine hilfreiche Notlüge ist, zu sagen, man habe nicht daran gedacht, dass es Essen gibt, oder man habe am Nachmittag zuviel Kuchen gegessen.

Eine andere Möglichkeit ist natürlich eigenes Brot mitzunehmen.

Die Einladung zum Essen

Sobald das Problem mit Ihrer Diät im Bekannten- und Verwandtenkreis bekannt wird, werden die Einladungen, aus Unsicherheit seitens der Einladenden, zunächst weniger. Haben Sie dafür Verständnis und helfen Sie diesen Menschen, indem Sie Ihre Krankheit erklären. Vor allem ist es wichtig, dass sie die erlaubten Lebensmittel erfahren. Sind es Menschen, mit denen Sie sehr häufig zusammen sind, geben Sie Ihnen eine Liste der erlaubten und von Ihnen gewünschten Lebensmittel. Sehen Sie die Menschen seltener, nehmen Sie Lebensmittel mit. Dies gilt insbesondere für Kuchen. Für Gastgeber und Gastgeberinnen ist es schrecklich, wenn sie nichts für Sie haben und zusehen müssen, wie Sie vor einem leeren Teller sitzen. Bringen Sie jedoch ein Stück eigenen Kuchen, Kekse oder ein paar Riegel mit, ist die Situation gerettet.
Wenn Sie zu einem warmen Essen eingeladen werden, sollten Sie unbedingt vorher eine Liste mit den erlaubten Lebensmitteln abgeben. Oder fragen Sie, ob man nicht gemeinsam kochen kann. Glutenfreie Lebensmittel, wie z. B. Paniermehl, Nudelnw, Sojasoße, Verdickungsmittel und Brot, nehmen Sie nach Absprache mit. Sie können sicher sein, dass alle Ihnen gerne helfen werden und sich an Ihre Diät gewöhnen.

Im Inland für ein paar Tage

Einige Firmen bieten inzwischen glutenfreies haltbares Brot an. Rechnen Sie aus, wie viel Sie benötigen, und nehmen Sie es mit. Ihr selbstgebackenes Brot wird vier bis fünf Tage halten.
Für das Frühstück sollten Sie etwas Brotaufstrich (kleine Portionen gibt's im Naturkostladen und Reformhaus) oder, sofern es die Außentemperaturen zulassen, glutenfreie Wurst mitnehmen (haltbare Dosenwurst in kleinen Portionen gibt es im Reformhaus). In jedem Hotel gibt es Marmelade, Honig und Käse.
Für die Kaffeezeit nehmen Sie sich ein paar Plätzchen oder Riegel mit. Bitten Sie im Café um Verständnis, dass Sie eigenes Gebäck essen. Erklären Sie die Situation.
Sofern Sie Süßstoff statt Zucker verwenden, sollten Sie immer etwas glutenfreien in der Tasche haben.

Im Inland für ein paar Wochen

Wenn Sie beispielsweise in einer Ferienwohnung Urlaub machen, bietet es sich an, den Brotbackautomat mitzunehmen. Rechnen Sie sich vor der Reise aus, wie viel Brote Sie benötigen. Nehmen Sie die Trockenzutaten portioniert von zu Hause mit. Finden Sie einen Behälter mit einer Markierung für die richtige Wassermenge und nehmen Sie diesen ebenfalls mit. So haben Sie wenig Arbeit im Urlaub und müssen keine Waage mitnehmen.
Sofern Sie in eine Pension oder ein Hotel fahren, fragen Sie vorher, ob Sie das Gerät in die Küche stellen dürfen und ob Sie Ihr Brot dort backen dürfen.
Sollte Ihnen der Brotbackautomat zu schwer oder groß sein, nehmen Sie ein Waffeleisen mit. Waffeln ohne Zucker eignen sich hervorragend als Brotersatz. Rechnen Sie pro Frühstück etwa 130 g Mehl. Mischen Sie zu Hause schon die trockenen Zutaten in einem bruchsicheren Behälter oder einem stabilen Beutel. Sie können dann mit einem Esslöffel die Portionen entnehmen.

Beispiel für eine Mischung:

1 000 g Reismehl (reicht etwa 8–10 Tage)
10 g Guarkernmehl
2 Päckchen Backpulver
10 g Salz

Probieren Sie die Waffelherstellung zu Hause aus. Vielleicht ist das ja in Zukunft der Brötchenersatz für sonntags.

Das Rezept für 2 Waffeln:

4–5 gehäufte Esslöffel Reismehl
1 Messerspitze Guarkernmehl (sofern nicht schon vorher in Ihrer Mischung)
¼ Teelöffel Backpulver (sofern nicht schon vorher in Ihrer Mischung)
etwas Wasser oder Mineralwasser

Alle trockenen Zutaten vermischen und eine kleine Menge Flüssigkeit dazugeben. Rühren und solange Flüssigkeit ergänzen, bis der Teig geschmeidig ist und kleine Blasen schlägt.
Den Teig im Waffeleisen ausbacken.
Natürlich können Sie diese Waffeln auch mit anderem glutenfreien Mehl backen. Probieren Sie es einfach aus.
Fragen Sie die Gastgeber im Urlaubsort, am besten vor der Reise, nach einem Naturkostladen oder Reformhaus. Sie können dann direkt nach Ihrer Ankunft

Lebensmittel einkaufen. Vielleicht gibt es dort ein etwas anderes Sortiment und Sie lernen neue Lebensmittel kennen.

Im Ausland für ein paar Tage

Ist es nur ein kurzer Urlaub, nehmen Sie sich haltbares Brot mit. Fruchtriegel aus dem Naturkostladen oder Reformhaus sind zum Mitnehmen bestens geeignet, da sie nicht schmelzen. In den Ländern, in denen es Brot zum Frühstück gibt, wird immer Marmelade serviert.

Eine Besonderheit gilt für die USA, Kanada und Australien, denn das Mitnehmen frischer Lebensmittel in diese Länder ist nicht erlaubt. *Originalverpackte*, alkoholfreie, haltbare Lebensmittel dürfen jedoch mitgenommen werden. Angebrochene Kekspackungen, frisches Obst und alle geöffneten Verpackungen sollten Sie besser im Flugzeug lassen. Die Strafe, wenn man erwischt wird, ist extrem hoch. Wenn Sie bei der Einreise gefragt werden, ob Sie Lebensmittel mitführen, und es handelt sich beispielweise um verpacktes Brot oder Kekse, geben Sie das an und sagen Sie gleich, es sei originalverpackt.

In Australien, Kanada und den USA gibt es eine große Auswahl guter glutenfreier Lebensmittel. Ich nehme nur für die ersten Tage etwas mit und erfreue mich später an der dortigen Auswahl. Sie dürfen für den Eigenbedarf problemlos Lebensmittel nach Europa einführen.

Der Flug

Bestellen Sie einige Tage vor dem Abflug über das Reisebüro oder besser direkt bei der Fluggesellschaft glutenfreies Essen. Hat die Fluggesellschaft eine Servicenummer für kostenfreie Anrufe, sollten Sie das Essen auf diesem Weg bestellen. Sie benötigen dafür nur die Flugdaten. Natürlich können Sie auch eine E-Mail an die Fluggesellschaft schicken.

Beinahe alle Fluggesellschaften bieten glutenfreies Essen an. Aber ob es klappt, ist leider, trotz aller Bestätigungen, manchmal Glückssache. Dauert der Flug nur zwei bis drei Stunden, wird es kein Problem sein, ohne Essen auszukommen. Ist die Flugzeit länger, sollten Sie unbedingt glutenfreies Brot mitnehmen. Für den Rückflug nehme ich immer Trockenfrüchte, vor allem Bananen und Nüsse mit. Beides hat viele Kalorien, schmeckt gut und wiegt nicht viel.

Wahrscheinlich wird man auch irgend etwas für Sie im Flugzeug auftreiben. In der ersten Klasse gibt es vielleicht Kartoffeln oder Reis, ohne dass viele Stunden vorher Soße darüber gegossen wurde. Fragen Sie danach. Voraussetzung ist,

dass Sie vorher glutenfreies Essen bestellt haben. Klappt es dann nicht, wird es dem Personal peinlich sein und man wird Ihnen helfen. Haben Sie kein Diätessen bestellt, wird man Ihnen vorhalten, dass Sie es hätten tun können. Schauen Sie sich das Essen genau an. Backwaren ohne Inhaltsangaben auf der Verpackung würde ich nicht essen.
Bei einem Flug in die Staaten habe ich auch schon erlebt, dass mein Essen komplett tiefgefroren war – auch das Wasser! Ersatz gab es nicht. Ich hatte aber glücklicherweise etwas dabei.
Bei Fragebögen, die manchmal im Flugzeug verteilt werden, wird nach Ihrer Gesundheit gefragt. Schreiben Sie nicht Zöliakie/Sprue hin. Gefragt sind, auch wenn es nicht so dasteht, ansteckende Krankheiten, vor allem AIDS. Zöliakie wird man nicht kennen und sie für eine ansteckende Infektionskrankheit halten. Sofern Ihr Zettel tatsächlich gelesen wird, gibt es unnötig lange Diskussionen am Zielflughafen.

Im Ausland

In vielen Ländern (z. B. Asien, Afrika, Südamerika, Balkanländer) wird den Lebensmitteln kein verstecktes Gluten zugefügt. Backwaren oder Nudeln sind als solche erkennbar. Zur Sicherheit sollten Sie jedoch einen Zettel in der jeweiligen Landessprache mit haben und ihn im Restaurant abgeben.
Hier ein Beispiel:

Ich bin krank und darf Folgendes nicht essen:
Weizen, Roggen, Hafer, Gerste, Bier, Sojasoße usw.

Erlaubt:
hier notieren Sie die erlaubten Lebensmittel

Danke für Ihre Hilfe.

Übersetzen Sie diesen Zettel mit Hilfe eines Wörterbuches selbst. Grammatikalische Fehler wird man Ihnen sicher verzeihen oder, wie es mir auch schon passiert ist, korrigieren.
Schreiben Sie zusätzlich die Lebensmittel dazu, die sie nicht mögen.
Sollten Sie die Schrift nicht lesen können (z. B. arabisch), bitten Sie bei dem entsprechenden Fremdenverkehrsamt (die meisten sind in Frankfurt/Main) oder bei der Botschaft um Übersetzungshilfe.

Hier ein Beispiel für Englisch:

I suffer from a very special disease (called »celiac«) and am not allowed to eat the following good:
flour: wheat, rye, oats, barley, spelt, unripe spelt grain, wheatstarch (bread, noodles,....)
MSG*, flavor enhances, artificial flavors, gluten, soysauce, beer.

I may however eat the following foodstuffs:
potatoes, corn (maize), rice, quinoa, amaranth, buckwheat, millet, soybeans, chips,
all kinds of fruits and vegetables (onions, garlic too)
oil, vinegar, sugar, salt, pure spices and herbs
cornstarch, guar gum, potatostarch, gelatin, arrowroot flour, xanthan gum, tapioka flour
yeast, baking powder (with cornstarch)
milk, cheese
rice dream (rice drink), soy drink, maple syrup
nuts, seeds, dry fruits
fish, beef, chicken, turkey, pork, sheep, eggs
water, juice, tea, coffee, wine

Could you please give me some allowed food.
Thank you for your assistance.

*MSG (Monosodiumglutamat) oder MNG (Mononatriumglutamat) bedeuten Geschmacksverstärker.

Der längere Aufenthalt im Ausland, die Fahrradtour, die Wanderung

Wenn Sie einen längeren Urlaub im fernen Ausland planen oder eine Wander- oder Fahrradtour machen, sollten Sie einen Esbitkocher und eine kleine Teflonpfanne mitnehmen. Sie wiegen nur wenig und benötigen keinen Strom.
Esbitkocher gibt es bei Reiseausstattern in verschiedenen Ausführungen. Alle sind sehr leicht und werden mit Brennwürfeln (Esbitwürfel) betrieben. Nehmen Sie außerdem eine kleine Kunststoffdose, einen kleinen Löffel zum Rühren und einen Spatel zum Wenden des Pfannkuchens mit. Das Rezept ist dasselbe wie für Waffeln (Seite 56). Mit etwas Reismehl, Backpulver, Verdickungsmittel und Wasser können Sie sich auch ein Fladenbrot backen.

Da wir oft mehrere Wochen unterwegs sind und das Mehl zu schwer ist, nehmen wir eine kleine Müslimühle mit. Reis gibt es überall auf der Welt. So können wir täglich mein Reismehl im Reiseland selbst mahlen. Salz, Backpulver und Verdickungsmittel nehmen wir mit.
Bei den unten genannten Reiseausstattern gibt es befüllbare Tuben (z. B. Squeeze Tuben der Fa. Relags oder Fa. Coghlan's).
Natürlich gehört auch hier der oben beschriebene Zettel mit ins Gebäck.

Einkaufsliste

Gerät	**Bezugsquelle**	**Verwendungszweck**
Müsli-Mühle	Naturkostladen, Reformhaus	Reis mahlen bei längeren Aufenthalten
Kleine Teflonpfanne	Haushaltswaren	zum Braten
Esbitkocher	Reiseausstatter	Herd
Kleine Esbitwürfel	Reiseausstatter	Brennmaterial
Streichhölzer, Feuerzeug		
Kleiner Löffel	Haushaltswaren	Teig rühren
Kleine hohe Dose ohne Deckel	Haushaltswaren	Behälter für den Teig
2 leere Filmdosen oder 2 Minidosen	Fotohandel Haushaltswaren	für Backpulver und Salz
Holzspatel, Holzbuttermesser	Haushaltswaren	Wenden des Pfannkuchens
Kunststoffteller	Reiseausstatter	für den fertigen Pfannkuchen

Reiseausstatter

Firmenname	Telefonnummer	Internet
Campingwelt	+43 (0)2246/270 27	www.campingwelt.at
Därr Expeditionsservice	+49 (0)89/28 20 32	www.daerr.de
Globetrotter Ausrüstung	+49 (0)40/67 966 179	www.globetrotter.de
Relags	+49 (0)8065/9039-0	www.relags.de
Sack & Pack	+49 (0)2151/666 02	www.sackundpack.de
Tatonka	+49 (0)8205/96 02 0	www.tatonka.com
Veloplus, Schweiz	+41 (0)44 93 35 55 5	www.veloplus.ch
Yeah! AG	+49 (0)6181/95 26 30	www.mctrek.de

Stöbern

In vielen Ländern gibt es genau wie hierzulande Läden, in denen Diät- oder Naturkost verkauft wird. Gehen Sie auf »Entdeckungsreise« und lassen Sie sich überraschen. Nehmen Sie unbedingt ein Wörterbuch und viel Zeit mit. Sicher werden Sie tolle Sachen entdecken. Gluten heißt in beinahe allen Ländern ähnlich.

Der Einkauf glutenfreier Produkte

Neues Einkaufsverhalten

Die Tatsache, dass Sie nicht überall glutenfreie Lebensmittel bekommen, zwingt Sie zu einem anderen Einkaufsverhalten. Anfangs müssen Sie sich sehr viel mehr Zeit nehmen, denn Sie kennen die für Sie erlaubten Lebensmittel noch nicht.

Bei einer Mitgliedschaft (preiswert und verpflichtet Sie zu nichts) in der Selbsthilfegruppe (Adressen im Anhang) bekommen Sie unter anderem sehr hilfreiche Lebensmittellisten. Mit Hilfe dieser Listen können Sie gluten- und gegebenenfalls laktosefreie Lebensmittel erkennen.

Viele Produkte bekommen Sie im Naturkostladen oder Reformhaus. Leider weiß das Verkaufspersonal auch nicht immer genau Bescheid. Fragen Sie trotzdem, machen Sie gegebenenfalls einen Termin aus und lassen Sie sich alles zeigen, was für Sie in Frage kommt.

Wenn weder ein Reformhaus noch ein Naturkostladen in Ihrer Nähe ist, nutzen Sie die Naturkostversender (Adressen im Anhang).

Sofern Sie einen weiten Einkaufsweg haben, sollten Sie sich einen Vorrat Ihrer Lieblingsspeisen kaufen.

Vorsicht bei Getreide

Glutenfreie Getreide nur ungemahlen kaufen. Bitte achten Sie aber genau auf Fremdkörner vor der Verwendung.

Lassen Sie sich kein Getreide im Laden mahlen. Ihr Mehl ist dann kontaminiert mit glutenhaltigem Getreide. Vorheriges Mahlen von Reis reicht keinesfalls aus. Eine Getreidemühle in der vorher glutenhaltiges Getreide war, lässt sich nicht ausreichend reinigen.

Der Kauf im Naturkosthandel

Alle Hersteller biologisch kontrollierter (kbA), biologisch dynamischer (demeter) und kontrolliert ökologischer Lebensmittel (köA) verwenden kein Gluten als versteckten Zusatzstoff, keine künstlichen Aromen und keinen Geschmacksverstärker. Finden Sie etwas, ohne dass es in der Aufstellung glutenfreier Lebensmittel steht, wenden Sie sich an den Hersteller direkt und fragen Sie nach. Vielleicht steht sogar *glutenfrei* auf der Verpackung.

Der Kauf im Reformhaus

Von *neuform* erscheint jährlich ein kleines Heft, in dem alle glutenfreien Lebensmittel, die es im Reformhaus zu kaufen gibt, aufgeführt sind. Fragen Sie danach, es kostet eine kleine Gebühr und sollte in Ihrer Einkaufstasche liegen. So können Sie jederzeit, wenn Sie in einem Reformhaus sind, nachschauen.

Im Lebensmittelhandel

Eine große Hilfestellung ist die *Aufstellung glutenfreier Lebensmittel* für Mitglieder der Selbsthilfegruppen.

Ohne diese Liste dürfen Sie nicht einkaufen.
Jedes Jahr erscheint eine neue Liste. Bitte schauen Sie nach Änderungen. Beachten Sie auch die Änderungsangaben in den Zeitschriften der Selbsthilfegruppen.

Warenkundliche Hinweise

Für alle nachfolgenden Lebensmittel gilt: Immer in der Liste der glutenfreien Lebensmittel nachschauen!

Alkoholische Getränke

Wein, Sekt und Champagner sind auf jeden Fall glutenfrei; so auch hochprozentige Spirituosen. Dagegen können Liköre Gluten enthalten, da sie mit Aromen versetzt sein können (Aromen können Gluten enthalten).

Bier

Grundsätzlich ist Bier glutenhaltig. Es werden jedoch auch glutenfreie Biere angeboten, allerdings nicht in Lokalen und Geschäften. Einige Versender glutenfreier Lebensmittel haben es im Programm.

Gelierzucker

Gelierzucker ist immer glutenfrei. Ebenso mit diesem Zucker hergestellte Marmeladen und Gelees.

Eiscreme

Eiscreme, egal wo gekauft, kann glutenhaltig sein. Auch hier reicht die Frage nach Gluten in der Eisdiele nicht aus. Im Zweifelsfalle heißt das leider Verzicht. Auch Wassereis kann Aromastoffe und somit Gluten enthalten.

Ich habe mir eine Eismaschine gekauft und verwöhne nicht nur mich, sondern auch unsere Gäste mit köstlichem Eis. Die guten Maschinen enthalten einen Kühlakku, den man in der Kühltruhe aufbewahrt.
Es dauert etwa 20 Minuten und schon sind 700 ml Eis fertig. Am schnellsten geht es, indem Sie einen sehr guten Saft (z. B. Säfte mit sehr vielen Südfrüchten oder Waldfrüchten aus dem Naturkostladen oder Reformhaus) in die Eismaschine gießen und 20 Minuten Geduld haben. Am besten schmeckt ein Softeis.

Glutenfreies Mehl

Viele Firmen bieten glutenfreies Mehl an. Darin ist meistens schon ein Verdickungsmittel enthalten. Die Inhalte sind auf der Verpackung angegeben und sollten beachtet werden. Die Rezepte stehen entweder auf der Verpackung oder in Rezeptheften der Firmen.
Grundsätzlich sind alle Mehle für den Brotbackautomaten geeignet. Wenn auf der Verpackung keine entsprechende Anleitung steht, nehmen Sie zunächst eine geringere Flüssigkeitsmenge, als für das Handrühren angegeben wurde, und beobachten Sie den Rührvorgang. Sicher muss noch Wasser dazu. Wiegen und notieren Sie jede dazu gegebene Menge. Später haben Sie die genaue benötigte Gesamtmenge.
Viele Mehle enthalten einen hohen Soja- oder Stärkeanteil, möglicherweise auch Konservierungsstoffe und andere Zusätze. Gesünder und auf die Dauer preiswerter ist selbst gemahlenes glutenfreies Vollkorngetreide.

Glasnudeln

kommen aus China und werden aus grünen Mungbohnen (Mungobohnen) hergestellt. Sie sehen glasig aus, lassen sich ungekocht nur schneiden und sind gekocht glibberig. Gepoppt schmecken sie sehr gut in Suppen oder als pikante Nascherei.

Reisnudeln

Sie werden aus Wasser und Reis hergestellt und kommen aus Asien. Sie sind weiß und halbdurchsichtig. Doch Vorsicht, viele *Chinanudeln* bestehen aus Weizen. Es ist entsprechend auf der Packung deklariert. Leider gibt es keine

Garantie aus China, dass bei der Herstellung nicht doch Reste von Weizen in der Maschine waren. Ich reagiere sehr empfindlich auf Gluten und habe bisher keine schlechte Erfahrung gemacht. Aber eine Garantie ist es nicht. Inzwischen gibt es aber deutsche Firmen, die garantiert glutenfreie Reisnudeln anbieten.

Glutenfreie Fertigprodukte

Einige Firmen bieten glutenfreie Produkte an. Adressen finden Sie im Anhang. Die meisten dieser Produkte sind mit dem *Glutenfrei-Zeichen* (einer durchgestrichenen Ähre) gekennzeichnet oder es steht *glutenfrei* auf der Verpackung. Firmen, die diese Angaben machen, haben die Produkte entsprechend prüfen lassen.
Für Personen mit Laktoseintoleranz muss beachtet werden, dass einige dieser Produkte Milchpulver enthalten.

Hefe und Backpulver

Einfach zu handhaben ist die Trockenhefe. Die genaue Menge richtet sich nach dem Feinheitsgrad des Mehles. Je feiner das Mehl, desto weniger Hefe ist notwendig. Brot mit Trockenhefe schmeckt weniger nach Hefe als Brot mit Frischhefe. Außerdem ist die Vorratshaltung der Trockenhefe einfacher. Auf 500 g Mehl kommen 15–20 g Trockenhefe.
Bei Backpulver muss auf Glutenfreiheit geachtet werden, denn es gibt Backpulver mit Weizenstärke.

Grundsätzlich gilt:
Auf 100 g Mehl kommen etwa 3,0 g Trockenhefe oder etwa 3,5 g Backpulver.

Verdickungsmittel

In Fertigmehlen ist meistens ein Verdickungsmittel enthalten. Selbstgemahlenem Mehl (z. B. Reis- Buchweizen*-, Quinoa-, Amaranthmehl usw.) muss es noch zugefügt werden. Dafür eignen sich:

- Guarkernmehl (1 %, also 1 g auf 100 g Mehl)
- Johannisbrotkernmehl (1 %)
- Pfeilwurzelmehl (Arrowroot) (3 %)
- Kuzu (Kouzou) (3 %)
- Apfelpektin (2 %)
- Gelatine (3 %)

* Bei Buchweizenmehl etwas weniger beigeben, da es selbst einen hohen Kleberanteil hat.
Ebenfalls klebende Eigenschaften haben:
Kartoffelstärke, Maisstärke und Tapiokamehl. Ist der Anteil in einer Mehlmischung sehr hoch, muss das Verdickungsmittel etwas reduziert werden.

Salz

In Gewürz- und Kräutersalz *kann* Gluten enthalten sein.
Bei Morbus Duhring darf kein Jodsalz verwendet werden.
Je nach Geschmack sollten dem Brot 1–2 % zugefügt werden (also 1–2 g Salz je 100 g Mehl).

Aromen- und Geschmacksverstärker

Beide sind in fast allen Fertiglebensmitteln enthalten und können Gluten enthalten. Ebenso Emulgatoren und Kleber.

E-Nummern

Das »E« steht für Europa. Ich habe hier nur die Nummern aufgeführt, die etwas mit Verdickungsmitteln zu tun haben. Hier ein kleiner Auszug:
- Agar Agar E405, aus der Rotalge
- Carrageen E407, aus der Rotalge

- Johannisbrotkernmehl: E410, Samen des Johannisbrotbaums
- Guarkernmehl: E412, Samen der Guarpflanze
- Traganth: E413, getrockneter Pflanzensaft
- Gummi arabicum: E414, Rindensaft von Akazienbäumen
- Xanthan: E415, aus Zucker gewonnen
- Pektin: E440a, aus Äpfeln und Zitrusfrüchten
- Pektin chemisch verändert: E440b

Sie sind alle glutenfrei.

Wurstwaren

Leider werden bei der Herstellung konventioneller Wurst in den meisten Fällen Gewürzmischungen mit Geschmacksverstärkern verwendet. Dies gilt natürlich auch für Bratwurst, Kochschinken und sogar Räucherschinken. Da heute die meisten Schlachter fertige Gewürzmischungen verwenden und Gluten in der Gewürzmischung nur eine Zutat ist, weiß das Verkaufspersonal nichts über die genauen Inhaltsstoffe. Teilweise ist sogar Getreide in der Wurst enthalten.
Fragen Sie, ob bei der Herstellung Fertiggewürz verwendet wird. Vielleicht haben Sie Glück und Ihre Schlachterei würzt noch mit Salz, Pfeffer und Gewürzen, wie beispielsweise Majoran.
Leider führen nur sehr wenig Naturkostläden und Reformhäuser Wurstwaren, denn Wurst, die Sie dort kaufen können, ist glutenfrei.
Naturkostläden können Wurst in relativ kleinen Mengen für Sie bestellen. Fragen Sie danach.

Käse

Magerkäse mit einem Fettgehalt unter 20 % benötigt einen Emulgator, um nicht zu bröseln. Häufig wird Gluten als Emulgator verwendet, ohne dass es auf der Verpackung stehen muss.
Geriebener oder gewürfelter Käse könnte ein glutenhaltiges Trennmittel enthalten.
Schmelzkäsezubereitungen und Kräuterfrischkäse können Gluten enthalten und Schimmelkäse könnte auf Brot zum Schimmeln gestartet worden sein.

Fischkonserven

Vor allem die beliebten Rollmöpse und Bratheringe enthalten Paniermehl. Auch hier gilt: nie kaufen, ohne in der Liste nachgeschaut zu haben. Fischkonserven mit Soßen sind meistens glutenhaltig. Einige Naturkostläden und Reformhäuser führen sehr delikate Fischkonserven, auf denen der Inhalt verzeichnet ist.

Mayonnaise

Leider enthalten viele Mayonnaisesorten Gluten, ohne dass es auf der Verpackung steht. Entweder Sie stellen sie selbst her (siehe Rezeptteil) oder Sie kaufen sie im Naturkostladen oder Reformhaus.

Süßigkeiten

Hier muss immer in der Liste nachgeschaut werden, denn beinahe alle Süßigkeiten können Gluten enthalten, auch Schokolade und Süßigkeiten, bei denen man es nicht vermutet. Sehr hilfreich ist das Angebot im Naturkostladen und Reformhaus.

Frühstückscerealien

Auch hier gilt, nur kaufen, wenn sie als *glutenfrei* deklariert sind oder in der Liste stehen. Cornflakes, die von diversen Firmen angeboten werden, sind zwar aus Mais hergestellt, aber keineswegs unbedingt glutenfrei.
Im Reformhaus wird glutenfreies Müsli diverser Hersteller angeboten.

Suppen und Würzmittel

Jede Suppe kann verstecktes Gluten enthalten. Kaufen Sie im Reformhaus nach der *neuform*-Liste oder nach der *Lebensmittelliste der Selbsthilfegruppen.*

Kartoffelbrei & Co.

Pommes frites und Kroketten können vor dem Braten in Mehl gewälzt worden sein. Kroketten können sogar Mehl enthalten. Pommes frites werden manchmal aus Brei hergestellt und können ebenfalls Mehl enthalten. Außerdem kann in der Friteuse vorher etwas Paniertes gebraten worden sein.
Bei allen anderen Kartoffelfertigprodukten müssen Sie die Liste »befragen«.

Puddingpulver

Ein großes Problem ist, dass einige Firmen ihre Maschinen nicht so sorgfältig reinigen, dass sie Glutenfreiheit garantieren können. Kaufen Sie nur als glutenfrei deklariertes Puddingpulver. Im Zweifelsfalle glutenfreie Maisstärke kaufen und echte Vanille oder Kakao selbst zufügen.
Gerade im Naturkostladen gibt es Vollkorn-Puddingpulver aus Weizen!

Babykost

Als *glutenfrei* deklarierte Babykost gibt es in recht großer Auswahl in Lebensmittelgeschäften, Naturkostläden, Reformhäusern, Drogerien und Apotheken. Etwas Gemüse und Kartoffeln, gedünstet, zerdrückt und mit ein paar Tropfen gutem Speiseöl und einer kleinen Prise Salz angereichert, sind garantiert glutenfrei. Gesundes Gemüse und Kartoffeln gibt's im Naturkostladen und in einigen Reformhäusern. Frieren Sie gegebenenfalls kleine Portionen in Eiswürfelbehältern ein. Sie können dann kleine Portionen entnehmen.

Lebensmittel, die Sie vielleicht noch nicht kennen

Agavendicksaft

Der Saft wird aus der Agavenpflanze, die vor allem rund um das Mittelmeer und in Mexiko wächst, gewonnen. Der Saft fließt aus den für diesen Zweck angeritzten Blättern und wird pur in Gläsern angeboten. Einige Fruchtaufstriche werden mit diesem kostbaren Saft gesüßt. Das Besondere ist der relativ neutrale Geschmack, wobei der Saft geschmacksverstärkend wirkt und sein

hoher Gehalt an Fruktose (90 % des Kohlenhydratgehalts) in geringen Mengen von Menschen mit Diabetes vertragen wird.
Für die Herstellung von Süßigkeiten ist der Saft besonders gut geeignet. Süßen können Sie alles mit dieser goldgelben Köstlichkeit.
Bezugsquelle: Naturkosthandel, Reformhaus

Agar-Agar

Agar-Agar ist eine getrocknete und gebleichte, in heißem Wasser lösliche Gallerte aus verschiedenen Rotalgenarten des Indischen und Pazifischen Ozeans. Es kommt in Form von Pulver in den Handel und wird gerne verwendet, um Marmelade mit reduziertem Zuckergehalt zu gelieren.
Bezugsquellen: Bioladen. Reformhaus

Ahornsirup

ist eine süße Delikatesse aus den kanadischen Ahornbäumen. Die Baumstämme werden angezapft. Der Saft, der zuerst aus dem Baum tropft, ist die beste Qualität und wird »Grad A« genannt. Je älter die angezapfte Stelle, desto dunkler und geschmacksintensiver wird der Saft. »Grad C« ist am aromatischsten. »Grad D« ist bitter und wird, genau wie »Grad B«, in Mitteleuropa nicht angeboten.
Bezugsquelle: Reformhaus, Naturkosthandel

Amaranth

ist ein aus den Anden stammendes Getreide mit sehr vielen Vitaminen und Mineralien. Es schmeckt nussig und ist gemahlen ohne Verdickungsmittel (z. B. Guarkernmehl) nicht backfähig. Zum Kochen ist es leider nicht geeignet. Dafür wird es gepufft, für Müsli oder als Backzutat, angeboten.
Das Selbstpuffen ist frustrierend, da mindestens die Hälfte der Körner verbrennen.
Bezugsquelle: Reformhaus, Naturkosthandel

Apfelpektin

ist ein reiner und sehr gesunder Ballaststoff, der aus Äpfeln gewonnen wird. Mit ein paar Messerspitzen lassen sich kalte und warme Soßen kalorienfrei eindicken.
Bezugsquelle: Fa. Natura, Reformhaus

Balsamessig – (Aceto) Balsamico

ist ein italienischer Essig, der aus einer guten roten Weintraube gewonnen wird. Richtig delikat wird der Essig durch zwei- oder mehrjährige Lagerung. Kombiniert mit gutem Olivenöl wird daraus eine leckere Salatsoße.
Bezugsquelle: Reformhaus, Naturkosthandel, Lebensmittelhandel

Carob

Carob ist die pulverisierte Johannisbrotbaumfrucht. Carob hat den Vorteil, dass es von Natur aus süßt, weil es keine Bitterstoffe enthält. Aus Carob werden hervorragende Brotaufstriche und »Schokolade« ohne Gluten hergestellt. Sie ersetzen die von Kindern so geliebten Schokoaufstriche, die fast alle Gluten enthalten.
Das Johannisbrot wächst an großen Bäumen, vor allem im Mittelmeerraum.
Die Frucht ist eine Schote und hat kleine harte Kerne, die gemahlen ein kalorienfreies Verdickungsmittel sind (Johannisbrotkernmehl).
Bezugsquelle: Reformhaus, Naturkosthandel

Cashewmus

Die meisten Menschen mit Nussallergien vertragen Cashewkerne, da sie *nicht* zur Familie der Nüsse zählen. Aus diesen Kernen gibt es ein Mus. Ein Löffel davon ersetzt bei manchen Rezepten die Sahne. Es schmeckt cremig-süß und ist sparsam in der Anwendung.
Bezugsquelle: Reformhaus, Naturkosthandel

Gomasio

kommt aus der makrobiotischen Küche und ist eine Mischung aus geröstetem gemahlenen Sesam und Salz. Da Sesam einen hohen Calciumwert hat, sollte es oft verwendet werden, sofern eine Laktoseintoleranz besteht. Zum Beispiel zum Salzen von frischen Tomaten oder Gurken auf dem Brot.
Bezugsquelle: Reformhaus, Naturkosthandel

Kartoffelmehl

Gustin, auch einfach Kartoffelmehl genannt, wird aus der Kartoffel hergestellt und ist als Backzutat, als Mehl oder zum Eindicken von Soßen geeignet.

Kokoscreme

Sie wird aus den Kokosflocken gewonnen, ist weiß, zähflüssig und zum Kochen als Sahneersatz sehr gut geeignet. Unsere Gäste sind immer begeistert, auch wenn Sie keine Kokosflocken mögen.
Verdünnt mit Wasser oder Reismilch ist Kokoscreme auch zum Trinken geeignet.
Kokoscreme gibt es in Tetrapackungen und vor allem in Dosen mit 400 ml Inhalt. Ungeöffnet ist sie sehr lange haltbar. Geöffnet und gekühlt nur ein paar Tage.
Bezugsquelle: Reformhaus, Naturkosthandel, Lebensmittelhandel (Asienabteilung), Asienläden

Lupinen

Auch Süßlupinen liefern sehr eiweißreiche Samen, was vor allem bei vegetarischer Ernährung wichtig ist. Es gibt inzwischen einige Produkte mit Lupinen (u.a. Brotaufstriche), ein besonderes ist Lupinen-Tempeh. Es kann ähnlich wie Tofu zubereitet werden. Es gibt auch Lupinenbratlinge, die meist glutenfrei sind.
Lupinenprodukte haben den Vorteil, dass sie fast alle aus heimischen Anbau stammen. Zusätzlich bringt die Pflanze dem Boden wichtige Nährstoffe.
Bezugsquelle: Reformhaus und Naturkosthandel

Maisstärke

Mondamin, Maizena oder einfach nur Maisstärke heißt die aus Mais hergestellte Stärke. Leider ist es nicht mehr sehr vitamin- und mineralienreich. Es ist geeignet als Mehlersatz und zum Eindicken von Soßen. Backwaren mit einem Maisstärkeanteil werden lockerer. Aus Maisstärke wird außerdem Pudding hergestellt.

Mandelmus

Es gibt zwei Sorten. Das weiße Mandelmus ist etwas teurer, da die Mandeln vor dem Mahlen von der Haut befreit wurden. Das dunkle, ebenso schmackhafte Mandelmus wurde mit Haut verarbeitet.
Mandelmus eignet sich als Brotaufstrich sowie zum Verfeinern von Gemüse- und Salatsoßen.
Bezugsquelle: Reformhaus, Naturkosthandel

Pfeilwurzelstärke/Arrowroot

Pfeilwurzelstärke wird aus der Wurzel einer Karibikpflanze gewonnen, ist sehr ergiebig und vor allem fast geschmacksneutral. Es löst sich leicht auf und ist sehr gut zum Eindicken aller Gerichte geeignet. Es hat außerdem fast keine Kalorien.
Bezugsquelle: Reformhaus, Naturkosthandel

Quinoa (gesprochen: Kienwa)

ist ein aus den Anden stammendes Getreide. Es ist sehr vitamin- und mineralienreich und schmeckt, gekocht als Beilage, sehr gut. Als Mehlbestandteil verfeinert es Backwaren.
Bezugsquelle: Reformhaus, Naturkosthandel

Reis

Je länger die Reiskörner, desto besser. Es gibt etwa 7 000 verschiedene Arten. Leider wird Reis sehr oft vorbehandelt. Die wichtigsten Unterschiede werden hier kurz erklärt:

- *Naturreis* wird nur enthülst und geschält. Das vitamin- und mineralstoffreiche Silberhäutchen bleibt erhalten.
- *Parboiled Reis* wird mit der Schale eingeweicht, getrocknet und geschält. Bei diesem Vorgang wandern die Vitamine und Mineralien nach innen. Der getrocknete Reis wird geschliffen und dabei vom Silberhäutchen befreit. Die gesunden Nährstoffe bleiben erhalten.
- *Patnareis* ist weißer Reis, dessen Silberhäutchen abgeschliffen wurde.
- *Polierter Reis* ist ebenfalls weißer, geschliffener und polierter Reis ohne Silberhäutchen.
- *Carmarguereis* kommt aus Südfrankreich, ist rot und ein schmackhafter Naturreis.
- *Basmatireis* gibt es als Naturreis und als weißen Reis. Er schmeckt ganz besonders aromatisch und ist einen Versuch wert.
- *Schwarzer Reis* kommt aus Asien und ist in verschiedenen Qualitäten zu bekommen. Eine geringe Menge davon färbt das Brot dunkel.
- *Wildreis* gehört botanisch nicht zum Reis, ist aber glutenfrei.

Der Bruchanteil bestimmt die Qualität:

Spitzenreis:	Bruchanteil	5 %
Standardreis:	Bruchanteil	15 %
Haushaltsreis:	Bruchanteil	25 %
Bruchreis:	Bruchanteil	> 40 %

Reisdrink

Seit wenigen Jahren gibt es den aus den USA stammenden Reisdrink. Er ist ein relativ teurer, aber dafür hervorragender Ersatz für Milch, sofern man ihn nicht zum Kochen verwendet. Gekühlt schmeckt er leicht süß und milchähnlich, ohne zu schleimen.
Bezugsquelle: Reformhaus, Naturkosthandel

Sojabohnen

Es gibt etwa 1 200 Sojaarten. Bei uns sind vor allem folgende bekannt.

- Die *Gelbe Sojabohne* wird für Sojatrunk und Tofu verwendet. Gekeimt muss sie abgebrüht werden, da sie sonst Gifte enthält.
- Die *grüne Mungbohne* oder *Mungobohne* ist sehr gut zum Keinem geeignet. Außerdem werden aus ihr die Glasnudeln hergestellt.

- *Schwarze* und *rote Sojabohnen*, dem glutenfreien Getreide beim Mahlen zugesetzt, machen das Brot dunkler.

Sojadessert/Sojacreme

ist eine ganz besondere Delikatesse. Es gibt verschiedene Geschmacksrichtungen und alle schmecken wesentlich besser als mit Sojatrunk gekochter Pudding. Die Tetrapackungen sind ungeöffnet viele Monate haltbar, können also bevorratet werden. Geöffnet halten sie im Kühlschrank eine Woche. Da sie sehr lecker sind, werden sie allerdings kaum so alt.
Vorsicht: Es gibt glutenhaltige Sorten (vor allem im Naturkosthandel).
Bezugsquelle: Reformhaus, Naturkosthandel

Sojatrunk

Sojatrunk, auch *Sojamilch* und *Sojadrink* genannt, wird aus der Gelben Sojabohne hergestellt. Meistens ist das Trinken des puren Sojatrunks zuerst eine Enttäuschung, vor allem bei dem Vergleich mit Kuhmilch. Er hält sich original verschlossen mehrere Monate, geöffnet im Tetrapack bis 4 Wochen und in der geöffneten Glasflasche 1 Woche.
Bezugsquelle: Reformhaus, Naturkosthandel

Tahin

ist Sesammus und schmeckt den meisten Menschen nicht pur. Mit Honig gesüßt, wird es zu dem beliebten türkisch/griechischen Halwa. Tahin ist auch zur Verfeinerung von diversen Speisen geeignet.
Bezugsquelle: Reformhaus, Naturkosthandel

Tapioka

Tapioka wird aus der Wurzelknolle des brasilianischen Maniokstrauches gewonnen. Es eignet sich für Grütze. In den USA ist Tapioka ein wichtiger Bestandteil in vielen glutenfreien Fertigbroten.
Bezugsquellen: Reformhaus.

Tofu

Aus der gelben, eiweißreichen Sojabohne wird Sojatrunk hergestellt. Diesem Sojatrunk wird unter anderem Nigari (Bittersalz) zugefügt. Nach besonderer Verarbeitung entsteht daraus Tofu, woraus sich verschiedene Gerichte herstellen lassen. Wenn Sie Tofu mögen, sollten Sie im Buchhandel nach Tofukochbüchern fragen. Es gibt eine große Auswahl.
Bezugsquelle: Reformhaus, Naturkosthandel, Versand

Vorratshaltung

Brotlagerung

Geeignet sind alle Brotkästen, sofern getrennt vom glutenhaltigen Brotkasten, die Luftlöcher haben. Dort sollte das Brot sich mindestens 4 Tage halten.
Ich habe eine handgetöpferte Auflaufform, deren Deckel nicht dicht ist.
Ist es sehr warm, muss das Brot in den Kühlschrank. Ich stelle einfach die Auflaufform in den Kühlschrank.
Eine Plastiktüte, die nicht vollständig verschlossen wird, eignet sich auch.
Manchmal ist es sinnvoll das Brot in »(Butter)brotpapier« einzuwickeln, bevor es in das Vorratsbehältnis kommt.

Mehlmotten

Mehlmotten gehen leider auch an glutenfreie Mehle und wenn man Pech hat, kauft man sie, ohne es zu ahnen, gleich mit.
Hat man sie in der Küche, helfen am besten Mehlmottenfallen. Durch einen für uns geruchsfreien Sexualduftstoff werden die Motten angelockt und kleben fest. So wird eine Vermehrung verhindert und sie sterben aus.

Bevorratung in der Kühltruhe

Im Herbst zur Erntezeit ist frisches Gemüse auf dem Markt am preiswertesten und zum Einfrieren geeignet. So haben Sie garantiert glutenfreies Gemüse, das sich schnell zubereiten lässt, für die Gelegenheiten, bei denen Sie früher aus

Zeitgründen auf die Schnelle eine Fertigpizza oder dergleichen in den Ofen geschoben hätten.

- Alle Lebensmittel, die auch glutenhaltig sein könnten (Kuchen und Wurstwaren), sollten unbedingt beschriftet werden. Das dient nicht nur Ihrer Information, sondern hilft allen Familienangehörigen. So kann es nicht passieren, dass jemand versehentlich Ihr letztes Stück Sandkuchen oder Ihr letztes Eis isst.
- Es empfiehlt sich, Backwaren, Wurst und Aufstriche portionsweise einzufrieren. Schneiden Sie aber nicht alles in Scheiben, denn diese trocknen später schneller aus.
- Bleibt beim Essen ein kleiner Rest, legen Sie einfach einen Teller auf die Schüssel und stellen diese in die Kühltruhe. Voraussetzung ist natürlich, dass das Lebensmittel glutenfrei ist, denn es fehlt die Beschriftung.
- Gefrierbeutel sollten immer beschriftet sein. Außer dem Namen des Lebensmittels muss auch das Einfrierdatum auf dem Beutel stehen.
- Brotaufstriche (süß und pikant) im Glas lassen sich gut einfrieren. Allerdings darf der Deckel nur lose aufliegen, denn das Gefriergut quillt auf. Das Glas mit zugeschraubtem Deckel würde platzen. Sobald der Aufstrich gefroren ist, können Sie den Deckel schließen.
- Das Gargut darf beim Einfrieren nicht mehr warm sein.

Lagerzeiten in der Kühltruhe

Am schonendsten taut man Gefriergut im Kühlschrank auf. Wenn es schneller gehen soll, legen Sie das Gefriergut offen in die Küche. Nur in Ausnahmen sollten Sie in der Mikrowelle bei sehr niedriger Stufe auftauen.

Gefriergut	Vorbereitung (Gargut darf nicht mehr warm sein.)	Lagerzeit in Monaten
Apfelmus	gegart	10
Blumenkohl	3–5 Minuten blanchieren	8
Bohnen	3 Minuten blanchieren	12
Bratwurst	keine	4–6
Broccoli	4 Minuten blanchieren	12
Brot	keine	3

Gefriergut	Vorbereitung (Gargut darf nicht mehr warm sein.)	Lagerzeit in Monaten
Butter	keine	6
Datteln	roh	10
Erbsen	2 Minuten blanchieren	12
Erdbeeren	roh	12
Fisch, mager	roh, ohne Innereien	2–3
Gemüsepüree	gegart	6
Grünkohl/Braunkohl	3 Minuten blanchieren	12
Himbeeren	roh	12
Johannisbeeren	roh	12
Karotten/Möhren	2–3 Minuten blanchieren	12
Karottenbrei	gegart	12
Kekse	keine	3–4
Kirschen	roh	12
Kohlrabi	3 Minuten blanchieren	12
Kräuter	frisch	6
Kuchen	keine	3
Lauch/Porree	4 Minuten blanchieren	7
Mais	20 Minuten blanchieren	8
Milchprodukte	keine	4–6*
Orangensaft	frisch	10
Paprika	3 Minuten blanchieren	12
Pflaumen	roh	10
Pilze	in Fett dünsten	8
Pommes frites	1 x frittiert	4

*Je nach Fettgehalt. Je mehr Fett, desto kürzer die Zeit.

Gefriergut	Vorbereitung (Gargut darf nicht mehr warm sein.)	Lagerzeit in Monaten
Rosenkohl	4 Minuten blanchieren	12
Rote Bete	garen, schälen	8
Rotkohl	3 Minuten blanchieren	12
Sellerie	4 Minuten blanchieren	8
Spargel	4 Minuten blanchieren	6
Spinat	2 Minuten blanchieren	12
Tomaten	roh	12
Wurst	keine	3–6*
Zitronensaft	keine	10
Zwetschgen	roh	10

Leberwurst, Blutwurst, Cervelatwurst und Salami sind nicht zum Einfrieren geeignet.
Ebenso frische Äpfel, Birnen, Chinakohl, Salate, Kartoffelsalat, Zwiebeln, Radieschen, Rettich, Kresse und Sauerkraut.
Brot und Kuchen verlieren sehr an Geschmack. Trockene Kekse schmecken fast unverändert, allerdings ist ein Einfrieren meistens nicht nötig, da sie ohnehin länger halten.
Gurken, Tomaten und Avocados dürfen nicht in den Kühlschrank und nur Tomaten lassen sich einfrieren.
Obst hält sich im Kühlschrank länger frisch, dabei müssen Bananen in einem geschlossenen Plastikbeutel verpackt sein.

Das Dörren von Lebensmitteln

Trockenobst eignet sich hervorragend als Ersatz für Süßigkeiten und für Zwischenmahlzeiten. Außerdem ist es eine gesunde Form der Lebensmittelbevorratung. Leider sind die Temperaturen in unseren Breitengraden meistens nicht ausreichend für das Dörren von Obst und Gemüse an der frischen Luft. Mit Apfelringen und Pilzen können Sie es jedoch bei heißem Wetter versuchen. Die Apfelringe und die Pilze auf eine Schnur fädeln und an eine schattige, aber luftige Stelle hängen.

Wer einen Garten hat, sollte über die Anschaffung eines Dörrgerätes nachdenken. Das Grundgerät kostet nicht viel, ist im Naturkosthandel oder Reformhaus erhältlich und hat 3 Siebe, bis zu 7 Ergänzungssiebe können aufgesetzt werden.
In diesem Gerät können Sie alles dörren. Theoretisch ist jedes Lebensmittel zum Dörren geeignet, sogar Fleisch.
Sinnvoll ist es vor allem bei Obst. Entkernte Kirschen und Mirabellen sind getrocknet eine besonders leckere Delikatesse. Reife Bananen sind sehr gut für unterwegs, denn sie sind kalorienreich und machen satt. Fragen Sie bei Ihrem Lebensmittelhändler nach verbilligten überreifen Bananen. Sie sind genau richtig zum Dörren.
Trockenobst ersetzt auch die vielen Süßigkeiten, die nicht erlaubt sind, und ist dabei noch vitaminreich und gesund.
Das Obst wird, je nach Sorte, entkernt, geschält, in Scheiben geschnitten und auf den Sieben des Dörrgerätes verteilt. Im Gerät ist ein Heißlüfter eingebaut, der stufenlos bis etwa 50 °C einstellbar ist. Das Dörrgut wird innerhalb weniger Stunden schonend getrocknet.
Kleine Mengen können auch im leicht geöffneten Heißluftbackofen bei maximal 50 °C getrocknet werden.
Natürlich lassen sich noch viele weitere Früchte dörren. Probieren Sie die Frucht zwischendurch und Sie werden feststellen, wann die richtige Trockenheit erreicht ist. Je nach Größe der Früchte und Höhe der Temperatur, schwanken die Dörrzeiten zu sehr für korrekte Angaben. Nach etwa der halben Dörrzeit, die unteren Siebe nach oben wechseln.
Getrocknete Lebensmittel luftdicht, dunkel und trocken aufbewahrt, sind jahrelang haltbar.
Einige getrocknete Obstsorten, wie beispielweise Äpfel und Birnen, können Sie mit heißem Wasser aufgießen und nach 10–15 Minuten als leckeren Tee genießen.

- *Äpfel* (süße) entkernen, evtl. schälen, in 10 mm dicke Scheiben schneiden und 8 Stunden dörren.
- *Birnen* (reife) schälen, entkernen, vierteln und 10 Stunden dörren.
- *Bananen* (sehr reife) schälen, der Länge nach halbieren, mit der runden Seite nach unten legen und 10 Stunden dörren.
- *Aprikosen* halbieren, entkernen und 12 Stunden dörren.
- *Kirschen* (sauer, süß – vor allem saure sind lecker) mit Kern 11 Stunden oder ohne Kern 8 Stunden dörren.
- *Mirabellen* (müssen sehr reif sein) entkernen und 10 Stunden dörren.
- *Beeren*, je nach Größe, ganz oder halbiert 10–12 Stunden dörren.

- *Hagebutten* (für Tee) vierteilen, entkernen, enthaaren und 6 Stunden dörren.
- *Zitrusfrüchte* in Stücke teilen und 3–6 Stunden dörren.
- *Kiwis* schälen, in Stücke schneiden und 3–6 Stunden dörren.
- *Jedes Gemüse* nach Bedarf schälen, klein schneiden und im rohen Zustand dörren, bis es »lederhart« ist.

Gedörrtes Gemüse muss vor dem Kochen mehrere Stunden in Wasser eingeweicht werden. Dies gilt auch für Obst, wenn Sie es »frisch« essen möchten. Achten Sie aber bitte auf gute Qualität des Wassers.

Ein paar wichtige Tipps

- Das Messer, mit dem Sie »normales« Brot oder Kuchen geschnitten haben, muss gereinigt werden, bevor Sie glutenfreies Brot schneiden. Ebenso das Schneidebrett.
- Um Verwechslung und »Verunreinigung« zu vermeiden, ist getrennte Aufbewahrung notwendig. Zum Beispiel Brot immer auf einem Teller in den Brotkasten stellen.
- Der Toaster darf nicht für glutenfreie *und* glutenhaltige Brotsorten verwendet werden. Beschriften Sie eine Seite mit *glutenfrei* und benutzen Sie diese nicht für glutenhaltiges Brot.
- Falls nur Sie glutenfreie Wurst essen, sollte auch diese getrennt aufbewahrt werden.
- Gefrierbeutel stets beschriften.

Nützliche Tipps zu den Rezepten

> Alle Rezepte sind glutenfrei.
> Alle Rezepte sind frei von Weizenstärke.

- Die meisten *Fette* entwickeln beim Erhitzen über 150 °C Gifte. Davon ausgenommen sind Kokos- und Palmfett. Beide Fette enthalten jedoch nur gesättigte Fettsäuren und erhöhen den Cholesterinspiegel. Olivenöl und Erdnussöl dürfen bis etwa 180 °C erhitzt werden und enthalten ungesättigte Fettsäuren. Sobald sie beim Erhitzen qualmen, sind sie zu heiß geworden und haben ebenfalls Gift entwickelt. Einige Sonnenblumenöle, Sojaöle und Maiskeimöle wurden so vorbehandelt, dass sie zum Braten geeignet sind. Achten Sie also beim Kauf von Bratfett genau auf die Angaben auf der Flasche.
- Kaltgepresste *Öle* wie Distelöl, Sesamöl und unbehandelte andere Öle sind nur für Salat geeignet, dafür aber am gesündesten, da sie mehrfach ungesättigte Fettsäuren enthalten. Da alle Öle 100 °C vertragen, können sie beim Gemüse mitkochen.
- Wenn im Rezept *Mehl* steht, ist immer glutenfreies gemeint.
- Alle Rezepte sollen hauptsächlich Ihre Phantasie anregen. Variieren Sie nach Herzenslust.
- Sie sollten für die Person mit Zöliakie oder Sprue nicht extra kochen. Alle Familienmitglieder werden sich an warme Gerichte ohne Gluten gewöhnen und Sie haben weniger Arbeit. Selbst glutenfreie Pizza und Kuchen können vom Rest der Familie gegessen werden. Vor allem, wenn selbstgemahlenes Mehl verwendet wird, ist glutenfreies Mehl kaum teurer und ebenfalls sehr lecker.
- Die Menge der *Süßmittel* in den Rezepten sollte von Ihnen abgeschmeckt und Ihrem Bedarf angepasst werden. Dies gilt auch für Kuchenteig. Ich probiere den Teig, bevor ich Backpulver zufüge, und schmecke ihn ab. Backpulver rühre ich zum Schluss unter.

- *Trockenhefe* und *Backpulver* halten sich viele Monate und können ohne Probleme bevorratet werden. Sie sollten immer ein paar Beutel in Reserve haben, so können Sie sich jederzeit Brot oder Kuchen backen.
- *Hefeteig* geht stärker und schneller auf, wenn dem Teig 1 EL Zucker oder Honig beigefügt wird.
- In China wird *Bratöl* gesalzen, dann gart das Gemüse schneller.

Die richtige Lebensmittelmenge

Die nachfolgenden Mengenangaben pro erwachsener Person sollen Ihnen helfen, die für Ihre Familie richtige Menge zu errechnen. Bei Gemüse ist immer rohes, ungeputztes gemeint.

Lebensmittel, alle roh	**Gramm pro Person**
Brot	200–300
Fleisch	maximal 200
Gemüse als Beilage	200–300
Gemüse als Rohkost	100–150
Hirse	100 (½ Tasse)
Kartoffeln	200–250
Lupinen-Tempeh als Teilgericht	100 (½ Tasse)
Nudeln	60
Obst	100–150
Quinoa	100 (½ Tasse)
Reis	100 (½ Tasse)
Rohkost als Vorspeise	60–100
Grüner Salat als Vorspeise	50–80
Tofu als Brotbelag	30–50
Tofu als Teilgericht	100

Benutzen Sie für das Abmessen von Reis, Hirse und Quinoa immer die gleiche Tasse, so werden Sie schnell die richtigen Mengen herausfinden.

Rezepte

Brot und Kuchen

Mit dem nachfolgenden Grundrezept können Sie neben Brot eigentlich fast alles machen. Der Teig eignet sich ebenso für Pizza, Gemüsekuchen (Zwiebelkuchen) und Kuchen.
Leicht angetoastetes Brot schmeckt frischer und aromatischer.
Das als Zutat oft angegebene Reismehl sollte aus kontrolliert biologisch angebautem Naturreis hergestellt sein. Die im Handel angebotenen Mehlmischungen enthalten oft außer Reis noch etwa je 10 % Amaranth, Buchweizen und Quinoa. Ihre »Lieblingsmischung« erhalten Sie jedoch am zuverlässigsten, wenn Sie das Mehl in Ihrer eigenen Getreidemühle mahlen. Dabei können Sie die Getreideanteile nach Ihrem persönlichen Geschmack ändern: Besonders wohlschmeckend ist zum Beispiel ein Brot aus 50 % Reis und 50 % Buchweizen.
Für Brot stellen Sie die Mühle nicht auf ganz fein. Wenn es eine Skala von 1–10 gibt und 1 am feinsten ist, stellen Sie die Mühle auf 3–4.
Für Kuchen, Plätzchen und Waffeln ist Stufe 1 am besten geeignet.

Wichtig für Brot und Kuchen ist nur das Einhalten der Anteile:

100 (%) Anteile Mehl (selbst gemahlen)
1 (%) Anteil Guarkernmehl (sofern nicht schon im Mehl enthalten)
85–90 (%) Anteile Flüssigkeit
1–2 (%) Anteile Salz
etwa 4 (%) Anteile Trockenhefe oder 3,5 Anteile Backpulver

Alle anderen Zutaten (Zucker, Samen, Kerne, Schokoladenstücke usw.) sind beliebig variabel.

»Übersetzt« auf ein Brot aus 500 Gramm Mehl heißt das:

500 g Reismehl oder Ähnliches
5 g Guarkernmehl
450 ml oder g Wasser
5–10 g Salz
20 g Trockenhefe (1 Päckchen, Naturkostladen/Reformhaus)
oder 17 g Backpulver (1 Päckchen)
Kerne und Samen nach Geschmack, insgesamt etwa 1 Tasse zufügen.

Für Kuchen die 450 ml Flüssigkeit ersetzen durch:

30 ml Speiseöl (z. B. Raps-, Sonnenblumen- oder Kürbiskernöl)
50 ml Agavendicksaft
370 ml Milch, Reisdrink, Sojatrunk, Kokoscreme/Wasser

Natürlich ist die Menge des Agavendicksaftes oder des Öls variabel. Probieren Sie es aus – es kommt auf die Gesamtmenge von 450 ml an. Eier zählen ebenfalls zu den flüssigen Zutaten. Reduzieren Sie die Milch je Ei um etwa 50 ml. Am einfachsten stellen Sie ein Rührgefäß auf die Waage, stellen diese auf Null (sofern möglich) und fügen die flüssigen Zutaten ein – zuletzt die Milch.
Salz gehört auch an Kuchen, aber nur eine kleine Menge.

- Für *Schokoladenkuchen* die Mehlmenge etwas reduzieren und durch echtes Kakaopulver ersetzen. Gegebenenfalls eine Tafel Schokolade zerkleinern und unterrühren.
- Für einen *Obstkuchen* den Teig auf einem Backblech verteilen und mit Apfelstücken oder Pflaumen belegen.
- *Rhabarber*, in kleinen Stücken untergerührt, schmeckt auch gut.
- *Rosinen/Weinbeeren, Trockenobst* und *Nüsse* im nicht allzu süßen Teig ergeben ein leckeres Früchtebrot. Wenn Sie sehr viel Trockenobst verwenden, nehmen Sie einfach den Brotteig. Trockenobst zerkleinern, nicht einweichen.
- Entkernte *Sauerkirschen* im Teig ergeben einen fruchtigen Kuchen.
- Zimt und Vanille »würzen« den Kuchenteig.

Dunkles Brot

Normalerweise ist glutenfreies Brot sehr hell. Je höher der Buchweizenanteil, desto dunkler das Brot. Auch wenn Sie Buchweizen nicht mögen, geben Sie dem Brot mit Buchweizenmehl eine Chance – es wird Ihnen möglicherweise »trotzdem« schmecken.

Um es dunkler zu machen, gibt es verschiedene Möglichkeiten:

- *Zuckercouleur* dem Teig zugeben (Lebensmittelhandel).
- *Walnüsse* färben dunkel.
- Eine halbe Tasse *Roter Reis* aus der Camargue (Naturkostladen).
- 2 EL *Schwarzer Klebereis* aus Asien (Asienläden).
- *Vollkornreis, Buchweizen, Quinoa* und *Amaranth* ergeben dunkleres Brot.
- 2–3 EL *Schwarze* oder *Rote Mungbohnen* (Asienläden).

Brotgewürze

- 1–2 EL *Essig* geben dem Brot einen leicht sauren Geschmack und tragen zur längeren Haltbarkeit bei.
- *Zitronensaft* gibt dem Brot eine knusprige Kruste.
- Im Naturkostladen gibt es fertige *Brotgewürz*-Mischungen.
- *Knoblauchsalz, Anis, Fenchel, Kümmel, Kardamom, Safran, Curry* eignen sich gut. *Kümmel und Schwarzkümmel* haben einen sehr intensiven Geschmack. Wer es mag, sollte es testen.
- *Zucker* in geringer Menge lässt die Hefe besser gehen und macht das Brot geringfügig süßer.
- *Nüsse* und *Sonnenblumenkerne*, auch geröstet, lassen das Brot fester und schmackhafter werden. Ebenso *Cashewkerne*.
- Saaten wie *Lein* und *Sesam* geben unterschiedliche Aromen ab – probieren Sie es aus. Sesam schmeckt vor allem geröstet gut.
- Besonders köstlich sind *Kürbiskerne*. Erst kurz vor dem Backen zufügen.
- *Olivenstückchen, geröstete Zwiebeln* oder *gebratene Speckwürfel*, kurz vor dem Backen zugefügt, ergeben ein ganz besonderes Brot.

Teigzubereitung

Hefeteig in kurzer Zeit

Alle trockenen Zutaten vermischen, das Wasser (handwarm) dazugeben und mit einem Mixer verrühren. Der Teig hat in der Konsistenz Ähnlichkeit mit einem Rührteig, ist also nicht so fest wie ein Teig aus Weizen.
Nach 5 Minuten Mixen die Schüssel mit einem Handtuch zudecken und den Teig für 1–1 ½ Stunden an einem warmen Ort gehen lassen.

Erneut kurz mixen und in eine gefettete oder mit Backpapier ausgelegte Backform füllen. In den kalten Ofen schieben und diesen auf 180 °C stellen. Nach etwa 60–70 Minuten mit einer dünnen Metallnadel prüfen, ob das Brot gar ist. Bleibt Teig an der Nadel kleben, ist es noch nicht fertig.

Hefeteig aus dem Kühlschrank

Besonders praktisch (vor allem für Anfänger) ist es, den Teig im Kühlschrank aufgehen zu lassen. Dabei wird nur die Hälfte der Hefemenge verwendet. Die Temperatur der Zutaten spielt keine Rolle. Sobald der Teig verrührt ist, wird er für 12–20 Stunden zugedeckt in den Kühlschrank gestellt.
Diese Art der Zubereitung eignet sich auch für Berufstätige. Morgens vor dem Weggehen den Teig rühren und abends backen. Das Brot hat einen anderen Geschmack, als wenn es nur kurz aufgegangen wäre. Vor allem schmeckt es kaum nach Hefe.
Den Teig aus dem Kühlschrank nehmen, verrühren bzw. durchkneten, in eine Backform füllen und 30 Minuten im Backofen ruhen lassen. Den Backofen dann auf 180 °C stellen und 60–70 Minuten backen.

Für den Brotbackautomaten

Zunächst 450 ml Wasser, nicht handwarm, sondern so wie es aus der Leitung kommt, in die Backform füllen. Die trockenen Zutaten, ohne sie zu vermischen, dazugeben, den Automaten anstellen und gegebenenfalls nach ein paar Minuten mit einem Löffel oder Teigschaber den Teig von den Ecken in die Mitte rühren. Bildet der Teig kurz danach keinen Strudel, löffelweise Wasser dazu geben. Die Temperatur der Zutaten spielt keine Rolle. Sie sollten nicht warm sein.
Alles andere macht der Brotbackautomat ohne Ihr Zutun.
Ist das Brot fertig, sollte es nicht stundenlang in der Form bleiben, denn es löst sich im kalten Zustand nur schwer aus der Form.

Teig aus dem Kühlschrank für den Backautomaten

Leider geht es nur mit den Backautomaten, die einen getrennten Backvorgang haben (z. B. Automaten mit den Arbeitsgängen: *schwach, mittel, dunkel, Teig herstellen, Backen*). Den Backautomaten befüllen (halbe Hefemenge) und ca. 15 Minuten rühren lassen. Den Automaten abschalten, die Form entnehmen und mit einem Teller oder einer Folie bedeckt in den Kühlschrank stellen. Nach 15–20 Stunden aus dem Kühlschrank in den Automaten stellen und diesen für maximal 5 Minuten auf *Backen* stellen, damit die Form angewärmt wird, 5 Minuten rühren lassen, 15 Minuten ruhen lassen und auf *Backen* stellen. Körner (z. B. Sesam, Sonnenblumenkerne usw.) erst während dem kurzen Rührgang vor dem Backen dazugeben. Die Arbeit lohnt sich, denn das Brot schmeckt besser.

Brote aus dem Backautomaten

Viele der folgenden Brote lassen sich auch im Brotbackautomaten backen. Da aber nicht alle Rezepte von mir stammen und somit auch nicht von mir erprobt sind, müssen Sie selbst die Tauglichkeit abschätzen und probieren.

Grundrezept

500 g gemahlenes glutenfreies Getreide
450 ml Wasser
5 g Guarkernmehl
5 g Salz, 20 g Trockenhefe

Zubereitung wie auf Seite 87/88 beschrieben

Mehrkornbrot

300 g Reismehl
100 g Buchweizenmehl
50 g Quinoamehl
50 g Amaranthmehl
450 ml Wasser
5 g Guarkernmehl
5 g Salz, 15–20 g Trockenhefe
½ Tasse Sesamsaat
½ Tasse Sonnenblumenkerne

Zubereitung wie auf Seite 87 / 88 beschrieben.

Die Mehlmischung ist variabel und kann nach Ihrem Geschmack abgeändert werden. Die Menge und Auswahl der Kerne, Samen, Nüsse usw. können Sie ebenfalls variieren.

Buchweizenbrot

300 g Buchweizen
200 g Reismehl
450 ml Wasser
5 g Guarkernmehl
5 g Salz
20 g Trockenhefe

Zubereitung wie auf Seite 87/88 beschrieben.

Ingrids Weißbrot

200 g Reismehl
180 g Kartoffelmehl
50 g Mondamin
5 g Guarkernmehl
2 EL Zucker
5 g Salz
1 kleines Päckchen Trockenhefe
1 EL Sesamsaat
260 ml Milch
2 EL Öl
1 Ei

Zubereitung wie auf Seite 87/88 beschrieben.

Ingrids Milchbrot

500 g Reismehl
5 g Guarkernmehl
2 EL Zucker
5 g Salz
1 kleines Päckchen Trockenhefe
1 EL Sesamsaat
400 ml Milch
1 Ei

Zubereitung wie auf Seite 87/88 beschrieben.

Ingrids Vollkornbrot

300 g Reismehl
100 g Kartoffelmehl
100 g Maisstärke
1 kleines Päckchen Trockenhefe
5 g Guarkernmehl
5 g Salz
1 TL Zucker
100 g Sesamsaat
100 g Sonnenblumenkerne
50 g Kürbiskerne
500 ml Wasser

Zubereitung wie auf Seite 87/88 beschrieben.

Brote aus dem Backofen

Alle obigen Rezepte für Brote aus dem Backautomaten lassen sich natürlich auch manuell backen. Alle Zutaten dafür in eine Rührform füllen, mit dem Mixer (Knethaken) verrühren und, wie in den folgenden Rezepten, an einen warmen Ort stellen. Nach etwa 1–2 Stunden kann das Brot bei 180 °C etwa 50–70 Minuten gebacken werden. Dafür muss der Teig in eine Kastenform gefüllt werden.

Kräuterrahmbrot

400 g Mehlmischung für Brot (z. B. 3 Pauly)
40 g Frischhefe
200 ml lauwarmes Wasser
1 Ei, 2–3 EL Öl
150 g saure Sahne
1 Prise Salz
3 EL Schnittlauch
3 EL Petersilie
1 Messerspitze gemahlene Nelken

Das Mehl in eine Schüssel geben, eine Mulde bilden und die im lauwarmen Wasser aufgelöste Hefe in die Mulde gießen. 10 Minuten ruhen lassen und nach und nach die restlichen Zutaten einrühren. Mit dem Knethaken 5–10 Minuten kräftig kneten, den Teig in eine gefettete Kastenform füllen und bei 225 °C etwa 50 Minuten backen.

Knuspertoast

100 g Hirse
25 g Butter
2 EL Mohnsamen
300 g Schär Mehlmix
30 g Frischhefe
2 EL brauner Zucker
1 TL Salz, 1 Eigelb
100 ml süße Sahne
100 ml Wasser, lauwarm

Die Hirse in einem Sieb mit 1 Liter kochendem Wasser übergießen und abtropfen lassen. Die Butter in einer Pfanne erhitzen, Mohnsamen und Hirse zugeben und 2–3 Minuten unterrühren und anbraten.
Die Backmischung in eine Schüssel füllen, Hefe darüber bröckeln, Zucker, Salz und Eigelb darüber verteilen. Die Sahne und lauwarmes Wasser mischen und alles 3 Minuten mit dem Rührgerät kneten. Den Pfanneninhalt zugeben und weitere 2 Minuten kneten. Den Teig in eine gefettete, 26 cm lange Kastenform füllen und zugedeckt an einem warmen Ort gehen lassen. Bei 180 °C etwa 40 Minuten auf der unteren Schiene backen.

Landbrot

500 g Mehlmischung, z. B. Schär
15 g Butter
20 g Frischhefe
1 Eigelb
400 ml Wasser

Die Hefe in warmem Wasser auflösen, dem Mehl Hefe, Butter und Eigelb zugeben. Alles zu einem lockeren Teig verarbeiten und etwa 30 Minuten bei 25 °C gehen lassen. Danach gut rühren und etwa 5 Minuten in einer Backform gehen lassen. Bei 220–250 °C etwa 30 Minuten backen.
Variante: Mit Mehl, Eigelb, Fett, Zucker oder Trockenfrüchte verfeinern.

Kastanienbrot mit Sauerteig

500 g Mehlmix hell (Hammermühle)
50 g Kastanienmehl
50 g Trockensauerteig
1 kleines Päckchen Trockenhefe
1 El Zucker
1–2 TL Salz
500 ml lauwarmes Wasser/Milch/Buttermilch
50 ml flüssiges Fett (z. B. Öl oder zerlassene Butter)
etwas flüssiges Fett zum Bestreichen

Etwa ein Viertel der Mehlmischung beiseite stellen. Mehlmix hell, Trockensauerteig, Kastanienmehl, Trockenhefe, Salz und Zucker vermischen. Mit einem Knethaken die Flüssigkeit und das Fett unterarbeiten.
Gut verkneten, bis ein glatter Teig entsteht. Die Schüssel abdecken und an einem warmen Ort etwa 30 Minuten gehen lassen. Das restliche Mehl unterkneten, bis der Teig nicht mehr klebt. Den Teig in eine gefettete Kastenform füllen und mit Wasser bestreichen. Abgedeckt nochmals 30 Minuten gehen lassen. Den Backofen auf 220 °C vorheizen. Den Teig mit flüssigem Fett bestreichen und die Oberfläche einschneiden. In den Backofen schieben und auf 200 °C zurückschalten. Während des Backens öfter mit Wasser bestreichen.
Auf der unteren Schiene im E-Herd bei 200 °C, (Gas Stufe 3–4, Heißluft 180 °C) etwa 50–60 Minuten backen.
Das Brot vor dem Anschnitt auf einem Gitter abkühlen lassen.

Quarkbrot oder Brötchen

500 g Mehlmix hell (Hammermühle)
200 ml lauwarmes Wasser
1 Päckchen Trockenhefe
250 g Magerquark
1 EL Zucker
1–2 TL Salz

100 g Mehl mit Hefe und Wasser zu einem Vorteig anrühren und in der abgedeckten Schüssel etwa 15 Minuten ruhen lassen. Die restlichen Zutaten zufügen und den Teig zunächst mit einem Knethaken und später mit den Händen kräftig kneten.
Einen Brotlaib oder Brötchen formen und auf ein mit Backpapier ausgelegtes Blech legen. Die Oberfläche mit Wasser bestreichen. Etwa 30 Minuten abgedeckt gehen lassen.
Den Ofen auf 250 °C vorheizen
Die Teigoberfläche mit Milch oder Öl bestreichen und einschneiden. Das Blech auf die untere Schiene des Ofens schieben, auf 200 °C zurückstellen und etwa 50–60 Minuten backen.
Das Brot vor dem Anschnitt auf einem Gitter auskühlen lassen.

Hefekuchenbrot

200 g Mehlmischung, z. B. Schär
20 g Hefe
30 g Margarine
40 g Zucker
30 g Quark
1 Ei

Die Hefe in warmem Wasser auflösen, dem Mehl Hefe, Margarine, Zucker und Eigelb zugeben. Alles zu einem lockeren Teig verarbeiten und etwa 30 Minuten bei 25 °C gehen lassen. Danach gut rühren und etwa 5 Minuten in der Backform gehen lassen. Bei 220–250 °C etwa 45 Minuten backen.

Bio Kuchenbrot aus Hefe- oder Rührteig

1 kg Bio Mehlmischung
1–1,3 l Wasser
200 g Zucker, 15 g Salz
50–100 g Pflanzenfett
30–45 g Backpulver oder 50 g Frischhefe

Alle Zutaten 5–10 Minuten zu einem glatten Teig verarbeiten und in eine gefettete Backform füllen. Bei der Verwendung von Hefe muss der Teig etwa 1 Stunde gehen.
Etwa 45 Minuten von 200 °C abfallend auf 180 °C backen.

Brötchen

Helle Brötchen

500 g Helle Mehlmischung für Brot (z. B. 3 Pauly)
40 g Frischhefe
350 ml lauwarmes Wasser
1 Prise Salz
Nach Belieben:
1 EL Balsamico oder Apfelessig
Sonnenblumenkerne, Brotgewürz

Das Mehl in eine Schüssel geben, eine Mulde bilden und die in etwas lauwarmem Wasser aufgelöste Hefe in die Mulde gießen. 10 Minuten ruhen lassen und nach und nach die restlichen Zutaten einrühren. Mit dem Knethaken 5–10 Minuten kräftig kneten, etwa 12 Brötchen formen, 40–50 Minuten gehen lassen und bei 220 °C 25–30 Minuten backen.

Die Brötchen lassen sich gut einfrieren und dann bei Bedarf die gewünschte Menge im Backofen bei 180 °C (Umluft) aufbacken oder angetaut halbieren und im Toaster anrösten.
Auch Brot lässt sich einfrieren: In Scheiben schneiden und mit einem Blatt Backpapier zwischen den Scheiben in einer Dose in den Gefrierschrank geben und im Toaster aufbacken.

Vollkornbrötchen

300 g Mehlmix aus Reis und Buchweizen
270 ml Wasser
3 g Guarkernmehl
3 g Salz
10 g Trockenhefe
½ Tasse Sesamsaat
¼ Tasse Sonnenblumenkerne

Leider kann man ohne chemische Zutaten keine Brötchen »freigeschoben« backen. Ich empfehle eine Muffinbackform zu verwenden.
Das Rezept ist genau wie die Brotrezepte. Nur füllen Sie den Teig statt in eine Kastenform in die Kuhlen einer Muffinbackform.

Antjes Quarkbrötchen

250 g Mehlmix aus Reis und Buchweizen
250 g Quark
3 g Guarkernmehl
3 g Salz
9–10 g Trockenhefe

Am Vorabend den Teig herstellen und im Kühlschrank gehen lassen. Morgens Brötchen formen, auf einem Backblech verteilen und im vorgeheizten Ofen etwa 15 Minuten backen. Die Brötchen müssen noch warm gegessen werden.

Antjes schnelle Quarkbrötchen

250 g Mehlmischung aus Reis und Quinoa
250 g Quark
3 g Guarkernmehl
3 g Salz
½ Päckchen Backpulver

Am Vorabend den Teig herstellen und im Kühlschrank gehen lassen. Morgens Brötchen formen, auf einem Backblech verteilen und im vorgeheizten Ofen etwa 15 Minuten backen. Die Brötchen müssen noch warm gegessen werden.

Kuchen

Grundrezept

500 g Reismehl
400 ml Milch
1 Ei
etwa 150 g Zucker (abschmecken)
5 g Guarkernmehl, 3 g Salz
1 Tasse Nüsse
1 Tasse Rosinen
1 Päckchen Backpulver

Backofen
Alle Zutaten in einer Rührschüssel mit einem Mixer 5 Minuten verrühren. Der Teig hat in der Konsistenz Ähnlichkeit mit einem Rührteig. Den Teig in eine Backform füllen und bei 180 °C etwa 60 Minuten backen.

Brotbackautomat
Alle Zutaten in den Automaten füllen, auf *Teig* stellen, starten und nach ein paar Minuten kontrollieren, ob der Teig einen Strudel bildet. Nach 10 Minuten die Rosinen dazugeben, weitere 2 Minuten rühren und ausschalten. Den Teig mit einem Löffel glatt rühren, den Automat auf *Backen* stellen und starten. Nach 50 Minuten Backzeit schaltet der Automat aus. Nach weiteren 30 Minuten Abkühlzeit kann der Kuchen entnommen werden.

Marmorkuchen

500 g Reismehl
400 ml Milch, 1 Ei
etwa 150 g Zucker (oder 100 g Carob)
5 g Guarkernmehl, 3 g Salz
1 Päckchen Backpulver
½ Tasse Kakaopulver (oder Carob)
3–5 EL Milch
50 g Zucker für den Kakao (ohne Zucker bei Carob)

Zubereitung siehe folgende Seite →

Außer dem Kakao und der kleinen Milchmenge alle Zutaten in einer Rührschüssel mit einem Mixer 5 Minuten verrühren. Der Teig hat in der Konsistenz Ähnlichkeit mit einem Rührteig. Die Hälfte des Teiges entnehmen und mit dem Kakao, den 50 g Zucker und der kleinen Milchmenge verrühren. Die Hälfte des hellen Teiges in eine Backform geben, die braune Teigmenge darüber verteilen und den Rest des hellen Teiges darüber streichen. Bei 180 °C etwa 60 Minuten backen.

Feiner Marmorkuchen

500 g Mehlmischung für Kuchen (z. B. Schär)
125 g weiche Butter
5 Eier
60 ml Milch
1 EL Kakaopulver
1 EL lauwarme Milch

Alle Zutaten, außer dem Kakaopulver und der Milch, in eine Schüssel geben und mit dem Rührgerät etwa 5 Minuten auf höchster Stufe zu einer cremigen Masse verarbeiten. Den Teig teilen und eine Hälfte mit Kakaopulver und Milch gut verrühren.
Der helle und der dunkle Teig müssen die gleiche Konsistenz haben. Beide Teige abwechselnd in eine gefettete, bemehlte Form geben und mit einer Gabel spiralförmig unterheben.
Den Kuchen im vorgeheizten Ofen bei 180 °C etwa 45 Minuten backen. Auf einem Gitter abkühlen lassen und mit vanilliertem Staubzucker bestäuben.

Schokoladenkuchen

500 g Reismehl
400 ml Milch
1 Ei
etwa 100 g Zucker
5 g Guarkernmehl
3 g Salz
1 Päckchen Backpulver
2 Tafeln Schokolade

Außer der Schokolade alle Zutaten in einer Rührschüssel mit einem Mixer 5 Minuten verrühren. Der Teig hat in der Konsistenz Ähnlichkeit mit einem Rührteig. Eine Tafel Schokolade mit einem Brotmesser grob zerkleinern und in den Teig einrühren. Diesen dann in eine Backform füllen und bei 180 °C etwa 60 Minuten backen. Die zweite Tafel Schokolade in einem Wasserbad schmelzen und den lauwarmen Kuchen damit bestreichen.

Hefe-Rosinenbrot

500 g Reismehl oder Mehlmischung aus Reis und Quinoa
5 g Guarkernmehl, 20 g Trockenhefe
3 TL Salz, 100 g Zucker
etwa 350 ml Milch
70 ml Sonnenblumenöl
2 EL Tahin (Sesammus)
2 Tassen Rosinen
1 Tasse Sesam

Alle Zutaten außer Rosinen und Sesam zu einem Rührteig verarbeiten. Diesen mit einem Handtuch abdecken und etwa 1–1 ½ Stunden gehen lassen. Danach Rosinen und Sesam zufügen, den Teig erneut kurz verrühren und in eine Backform füllen.
Im vorgeheizten Backofen bei 180 °C etwa 60 Minuten goldbraun backen.

Rosinen-Knoten

150 g Magerquark
100 ml Milch, 100 ml Pflanzenöl
75 g Zucker
1 Päckchen Vanillezucker
1 Prise Salz
300 g Mehlmix für Kuchen (z. B. Schär)
1 Päckchen Backpulver
75 g Rosinen
Zum Kneten: Mehl wie oben
Zum Bestreichen: 1 Eigelb, Kondensmilch

Zubereitung siehe folgende Seite →

Alle Zutaten, außer den Rosinen, zu einem Teig verarbeiten. Wenn der Teig stark klebt, etwas Mehl unterkneten. Der Teig darf allerdings nicht trocken werden.
Aus dem Teig eine Rolle formen, diese in etwa 12 Teile teilen. Jedes Stück zu einer etwa 20 cm langen Rolle formen, die Rosinen gleichmäßig darauf verteilen. Die Rosinenrollen als Knoten auf ein gefettetes Backblech legen und mit Eigelbmilch bestreichen. 10 Minuten ruhen lassen und im vorgeheizten Backofen bei 185 °C etwa 15 Minuten backen.

Joghurt-Marzipan-Schnecken

Mürbeteig:

275 g Mehlmix für Kuchen (z. B. Schär)
1 Msp Backpulver
50 g Zucker, 1 Prise Salz
1 Päckchen Vanillezucker
3 Tropfen Butter-Vanille-Aroma
1 Eigelb
100 g Joghurt, 3,5 % Fett
150 g Butter

Das Mehl auf einer Arbeitsfläche verteilen. Backpulver, Zucker, Salz und Vanillezucker darüber verteilen, eine Mulde bilden, Aroma, Eigelb, Joghurt und Butter in diese Mulde füllen und alles rasch verkneten. 1 Stunde kalt stellen. Den Teig auf Mondamin zu einem Rechteck (30 x 40 cm) ausrollen und mit Eiweiß bestreichen.

Füllung:
150 g Marzipan-Rohmasse
Zum Bestreichen: 1 Eiweiß
Für den Rand: 75 g gehackte Mandeln
Zum Bestreichen: 3 EL Aprikosenkonfitüre
1 EL Wasser

Die Marzipan-Rohmasse gut durchkneten und zwischen zwei Klarsichtfolien ebenfalls zu einem Rechteck (30 x 40 cm) ausrollen und ohne Folie auf den Teig legen.
Beides zusammen von der breiten Seite (40 cm) her aufrollen, mit Eiweiß bestreichen und in den gehackten Mandeln kräftig rollen. Diese Rolle 1 Stunde

kalt stellen, anschließend in 1 cm dicke Scheiben schneiden, auf einem Backblech verteilen und bei 175 °C etwa 25 Minuten backen.
Die Aprikosenkonfitüre mit Wasser etwas einkochen lassen. Die noch warmen Schnecken damit bestreichen.

Brownies

120 g Reismehl
2 g Guarkernmehl
4 Eier
350 g Vollrohrzucker
90 g Butter
400 g Zartbitterschokolade
2 EL Wasser
150 g Walnusskerne

Eier und Zucker schaumig schlagen. Die Schokolade mit der Butter und dem Wasser in einem Wasserbad schmelzen und unter den Eischaum rühren. Das Mehl und zum Schluss die Walnüsse unterziehen.
Die Teigmasse auf ein mit Backpapier belegtes Blech streichen und bei 180 °C etwa 20 Minuten backen. Nach Bedarf mit einer Schokoladenglasur bestreichen und mit halben Walnüssen belegen.
Nach dem Erkalten in Quadrate schneiden.

Dattelkuchen

500 g Reismehl
etwa 600 ml Milch
1 ½ Päckchen Backpulver
1 TL Salz
etwa 300 g getrocknete Datteln aus Nordafrika

Aus Mehl, Backpulver, Milch und Salz einen Teig kneten (Guarkernmehl ist nicht notwendig, da die Datteln kleben).
Die Datteln so klein wie möglich schneiden oder besser durch einen Fleischwolf drehen und kurz vor dem Backen dazukneten. Datteln aus Kalifornien sind zu klebrig und für dieses Rezept ungeeignet.
In einer Kastenform etwa 60 Minuten bei 180 °C backen.

Kirschkuchen

1 Glas Sauerkirschen
125 g Butter oder Margarine
125 g Zucker
1 Päckchen Vanillezucker
1 Prise Salz, 2 Eier
125 g Mehlmix hell (z. B. Schär, Hammermühle, u. a.)
½ Päckchen Backpulver
125 g gemahlene Mandeln
1 Msp gemahlene Nelken
2 EL Milch
1 EL Kirschwasser

Die Kirschen zum Abtropfen in ein Sieb schütten.
Für den Teig das Fett schaumig rühren, nach und nach Zucker, Vanillezucker, Salz und Eier dazugeben. Das Mehl mit Backpulver, Mandeln und Nelken mischen und abwechselnd mit Milch und Kirschwasser unter den Teig heben.
Den Teig mit den abgetropften Kirschen verrühren, in eine gefettete Springform füllen und bei 180 °C 30–40 Minuten backen.

Zwetschgenkuchen

Teig:
500 g Reismehl oder Mehlmischung mit Buchweizen
5 g Guarkernmehl
150 g Vollrohrzucker
400 ml Sojatrunk
50 ml Sonnenblumenöl
20 g Trockenhefe, 1 TL Salz

Streusel:
100 g Butter
100 g Vollrohrzucker
100 g feines Reismehl
1 g Guarkernmehl

Aus Mehl, Hefe, Milch, Öl und Salz einen Teig kneten und 1–1 ½ Stunden aufgehen lassen.
Den Teig kurz durchkneten, auf einem Backblech verteilen, mit Zwetschgen belegen und 15 Minuten ruhen lassen.
Aus weicher Butter, die nicht aufgelöst wurde, Mehl, Guarkernmehl und Zucker am besten mit den Händen einen bröseligen Teig (Streusel) herstellen. Die Streusel auf den Zwetschgen verteilen, den Kuchen in den Backofen schieben und bei 180 °C etwa 50 Minuten backen.

Gugelhupf

250 g Mehlmix für Kuchen oder Brot (z. B. Dr. Schär)
1 kleines Päckchen Trockenhefe oder 20 g Frischhefe
80 g Butter
100 ml Wasser
130 g Zucker
3 Eier
80 g kandierte Früchte
150 g Rosinen
Vanillezucker
abgeriebene Schale einer Zitrone
3–4 EL Rum

Die Rosinen waschen und mit kandierten Früchten ½ Stunde in Rum ziehen lassen. Das Mehl in eine Rührschüssel geben, Butter, Eier, Zucker, Vanillezucker, Wasser und die in etwas Wasser aufgelöste Hefe dazu geben und alles zu einem glatten Teig verarbeiten.
Die Rosinen und kandierten Früchte abtrocknen, leicht mit Mix B bestäuben und zum Teig geben.
Den Teig in eine gefettete und bemehlte Gugelhupfform geben und an einem warmen Ort etwa 1–2 Stunde gehen lassen.
Im vorgeheizten Backofen bei 170 °C etwa 50 Minuten backen. Auf einem Kuchengitter abkühlen lassen und mit Puderzucker bestäuben.

Sandtorte

500 g Mehlmischung für Kuchen
200 g Margarine
200 g Zucker
3 Eier
3 g Backpulver
Zitrone oder Vanillearoma

Zucker und Margarine schaumig rühren, danach die Eier zugeben und schaumig rühren. Das mit Backpulver vermischte Mehl zugeben.
Die fertige Masse in eine mit Pergamentpapier ausgelegte Königskuchenform geben und 50–60 Minuten bei mittlerer Hitze backen.

Obstkuchen

Quark-Ölteig:
60 g Mehlmischung für Kuchen
30 g Quark
15 g Zucker
3 g Backpulver
1–1 ½ EL Milch
1–1 ½ EL Öl
⅓ Päckchen Vanillin-Zucker
Belag: Frisches oder eingewecktes Obst oder Streusel

Quark mit Milch und Öl verrühren, Vanillin und Zucker dazugeben und nach und nach das mit dem Backpulver vermischte Mehl dazugeben. Den Teig auf einem Backblech verstreichen und mit Belag nach Belieben belegen. Bei mittlerer Hitze 15–20 Minuten backen.
Backwaren aus Quark-Ölteig sind mit Hefeteig vergleichbar, jedoch weniger zeit- und arbeitsaufwendig.

Mürbteig-Obsttörtchen oder -kuchen

200 g Mehl-Mix hell (z. B. Hammermühle)
1 Ei
80 g Zucker
1 Päckchen Vanillezucker
100 g Butter/Margarine
etwas Paniermehl (glutenfrei) oder geriebene Nüsse
Obst nach Belieben

Den Backofen auf 200 °C vorheizen. Das Mehl auf die Arbeitsfläche häufeln, eine Kuhle bilden, Ei, Zucker und den Vanillezucker in die Kuhle geben. Kaltes Fett auf dem Mehlrand verteilen. Mit einem großem Messer alles »durchhacken«. Die Brösel mit kalten Händen zu einem glatten Teig verkneten. Die Spring- oder Tortelettformen einfetten, den Teig hinein drücken und einen kleinen Rand bilden. Den Teigboden mit Paniermehl oder geriebenen Nüssen bestreuen. Das Obst auf dem Teigboden verteilen.
Auf der mittleren Schiene etwa 30 Minuten backen.

Bananenkuchen

200 g Butter
250 g Zucker
1 Päckchen Vanillezucker
4 Eier
250 g Mehl-Mix für Kuchen (z. B. Minderleinsmühle)
½ Päckchen Backpulver
1–1 ½ Bananen
etwas Mehl–Mix Minderleinsmühle

Butter und Zucker schaumig schlagen, die Eier dazugeben und das mit dem Backpulver vermischte Mehl einrühren. Die Bananen mit einer Gabel zerdrücken und mit etwas Mehl vermengen. Teig und Bananen vermischen, in eine Backform füllen und bei 180 °C etwa 50 Minuten backen.

Obstkuchenboden

100 g Butter
60 g Zucker
3 Eier
150 g Mehlmischung für Kuchen (z. B. 3 Pauly)
½ Päckchen Backpulver

Butter und Zucker schaumig rühren und die Eier nach und nach dazugeben. Das Backpulver mit der Mehlmischung verrühren und unterrühren. Die Masse in eine gefettete und bemehlte Backform geben und bei 175 °C etwa 30 Minuten backen. Bei saftigem Obstbelag mit Paniermehl (glutenfrei) oder Nussbröseln bestreuen.

Streuselkuchen mit Sonnenblumenkernen

Teig:
500 g Reismehl oder Mehlmischung
150 g Vollrohrzucker
350 ml Milch
1 Ei
50 ml Sonnenblumenöl
1 Tasse Sonnenblumenkerne
4–5 EL Mandel- oder Haselnussmus
20 g Trockenhefe
1 TL Salz

Streusel:
300 g Butter
300 g Vollrohrzucker
250 g Reismehl
50 g gemahlene Haselnüsse
3 g Guarkernmehl
100 g Sonnenblumenkerne

Aus Mehl, Trockenhefe, Milch, Nussmus, Öl und Salz einen Teig kneten und 1–1 ½ Stunden aufgehen lassen.
Den Teig kurz durchkneten, auf einem Backblech verteilen und 15 Minuten ruhen lassen.

Aus weicher, nicht aufgelöster Butter, Mehl, Haselnussmehl, Guarkernmehl und Zucker einen bröseligen Teig herstellen. Die Streusel auf dem Teig verteilen, den Kuchen in den Backofen schieben und bei 180 °C etwa 50 Minuten backen.

Nusskranz

Nussteig:
150 g Butter
200 g Zucker
2 EL Öl
250 g Mehlmischung für Kuchen (z. B. 3 Pauly)
½ Päckchen Backpulver
125 g gemahlene Nüsse
½ Tasse Milch
1 Fläschchen Zitronenaroma
6 Eiweiß

Butter und Zucker schaumig rühren, das Öl dazu geben und alle weiteren Zutaten außer dem Eiweiß unterrühren. Zum Schluss das Eiweiß steif schlagen und unterheben.

Heller Teig:
150 g Butter
150 g Zucker
6 Eigelb
1 Päckchen Vanillezucker
2 EL Öl
250 g Mehlmischung für Kuchen
½ Päckchen Backpulver
½ Tasse Milch

Butter, Zucker, Eigelb und Vanillezucker schaumig rühren. Das Öl zufügen und das vorher mit Backpulver vermischte Mehl unterrühren. Die Milch dazugeben.
Die Springform mit Kranzeinsatz gut einfetten, etwas hellen Teig, dann Nussteig und wieder hellen Teig einfüllen, mit einer Gabel leicht verrühren und bei 175 °C etwa 55 Minuten backen.

Käsekuchen

Boden:
100 g Butter
100 g Zucker
4 Eigelb, 1–2 EL Öl
170 g Mehlmischung für Kuchen (z. B. 3 Pauly)
½ Päckchen Backpulver
50 ml Milch

Butter, Zucker und Eigelb schaumig schlagen, das Öl dazugeben und das mit dem Backpulver vermischte Mehl und die Milch unterrühren.
Den Teig in eine gefettete Springform drücken und im vorgeheizten Backofen bei 175 °C etwa 30 Minuten anbacken.

Belag:
750 g Quark, 4 Eigelb
150 g Zucker
½ Tasse Öl, ½ Tasse Sahne
30 g Maisstärke
4 Eiweiß
Rum oder Zitronensaft nach Geschmack

Alle Zutaten, außer dem Eiweiß, verrühren, das Eigelb schaumig schlagen und unterrühren. Mit Rum oder Zitronensaft abschmecken, auf dem angebackenen Boden verteilen und nochmals 70 Minuten bei 175 °C backen.

Früchtebrot

100 g Trockenpflaumen
50 g getrocknete Apfelstücke
100 g Weinbeeren oder Rosinen
500 g Mehlmischung für Kuchen (z. B. Schär Mehlmix C)
42 g Frischhefe (1 Würfel)
50 g Rohrohrzucker
je 1 EL Zimt und Kakao
1 Msp Bourbon-Vanille
½ TL Salz
350 ml Reisdrink

Die Trockenpflaumen und Apfelstücke kleinschneiden und mit den Weinbeeren zur Seite legen.
Alle anderen Zutaten zu einem Teig verarbeiten und erst zum Schluss das Trockenobst dazu geben. Den Teig vier Stunden aufgehen lassen, in eine mit Backpapier ausgelegte Kastenform füllen und dort nochmals zwei Stunden gehen lassen.
Im vorgeheizten Backofen ca. 50 Minuten bei 180 °C backen.

Peters Dresdener Stollen

500 g Reismehl
40 g Frischhefe
100 g Traubenzucker
190 g Margarine/Butter
100 g gemahlene Mandeln
½ Fläschchen Bittermandelaroma
100 g Korinthen
100 g Rosinen
100 g Orangeat
100 g Zitronat
geriebene Schale einer ungespritzten Zitrone
etwas Salz
1 TL Zimt
1 Msp Kardamompulver
1 Msp Nelkenpulver
125 ml Milch

Aus den Zutaten einen Hefeteig herstellen und gut durchkneten. Den Teig etwa 15 Minuten ruhen lassen und Rosinen, Korinthen, Orangeat, Zitronat und Mandeln unterkneten.
Den Teig in eine vorgefettete Kastenform füllen und nochmals etwa 20 Minuten gehen lassen.
Den Teig mit flüssiger Butter bestreichen und bei 190 °C etwa 60–80 Minuten backen.
Nach dem Backen den Stollen nochmals mit flüssiger Butter bestreichen und mit Puderzucker bestreuen.

Rosinenkuchen oder Stuten

Teig:
1 kg Mehlmix für Kuchen
60 g Backpulver
400 g Zucker
10 g Salz
300 g Wasser
250 g Butterfett
500 g Quark
8 Eier
Zum Einrühren:
750 g Rosinen
150 g gemahlene Mandeln
100 g Zitronat
100 g Orangeat
Zum Bestreichen:
1 EL Wasser
1 EL Aprikosenmarmelade

Die Teigzutaten 5–10 Minuten zu einem glatten Teig verarbeiten, die restlichen Zutaten einrühren und in eine gefettete Backform füllen.
Bei etwa 45 Minuten von 200 °C abfallend auf 180 °C backen.
Die Aprikosenmarmelade mit dem Wasser etwas einkochen lassen und den noch heißen Kuchen damit bestreichen.

Waffeln

Grundrezept

300 g Mehlmischung aus Reis und Quinoa, gemahlen
3 g Guarkernmehl
250 ml Wasser, Sojatrunk, Reismilch, Kokoscreme oder Milch
1 Prise Salz
½ Päckchen Backpulver
Belag:
Ahornsirup, Marmelade, Käse, Wurst oder Brotaufstrich

Alle Zutaten (außer dem Belag) zu einem Teig verrühren. Einen großen Löffel Teig in das heiße Waffeleisen füllen, das Eisen schließen und ein paar Minuten backen. Die Backzeit ist abhängig von der Teigmenge und der Temperatur des Waffeleisens.
Mit Belag bestreichen und warm genießen.

Waffeln mit Ei

300 g Reismehl
3 g Guarkernmehl
200 ml Milch
1 Ei
1 Prise Salz
½ Päckchen Backpulver
50 g Vollrohrzucker
¼ Tasse Sesam

Aus Mehl, Guarkernmehl, Backpulver, Milch, Ei und Zucker einen Teig rühren. Das Waffeleisen vorheizen. Einen Esslöffel Sesam in das Waffeleisen streuen und einen großen Löffel Teig dazu geben, das Eisen schließen und ein paar Minuten backen. Die Backzeit ist abhängig von der Teigmenge und der Temperatur des Waffeleisens.

Waffeln nach Hausmannsart

250 g Butter
100 g Zucker
1 Päckchen Vanillezucker
4 Eier
1 Fläschchen Butter-Vanille Aroma
200 g Mehlmix hell (z. B. Hammermühle)
oder 150 g Mehl-Mix und 50 g Kartoffelstärke
1 Prise Salz
170 ml Kondensmilch
etwas Fett für das Waffeleisen
etwas Puderzucker zum Bestäuben.

Zubereitung siehe folgende Seite →

Butter schaumig rühren, Zucker und Vanillezucker esslöffelweise zufügen und verrühren, bis der Zucker gelöst ist.
Die Eier einzeln unterrühren, Aroma zufügen; das Waffeleisen aufheizen.
Mehl und Salz mischen. Abwechselnd mit Kondensmilch unter die Eischaummasse rühren und den Teig portionsweise im leicht gefetteten Waffeleisen goldbraun backen. Die Waffeln mit Puderzucker bestäuben.

Variante: Einen geriebenen Apfel unter den Teig mischen und Puderzucker mit Zimt mischen.

Kleingebäck

Vanillekipferl mit Mandeln

200 g Reismehl
2 g Guarkernmehl
180 g Butter
50 g Vollrohrzucker
100 g gemahlene Mandeln
¼–½ TL echte Vanille
1 Msp Backpulver

Die weiche Butter und alle restlichen Zutaten zu einem Teig kneten und eine Stunde ruhen lassen. Mit den Händen mehrere 1–2 cm dicke »Würste« rollen, diese in 4 cm lange Stücke schneiden, zu Halbmonden formen und bei 180 °C goldbraun backen.

Erdnusskekse

Besonders beliebt sind diese Kekse im »Erdnussland« USA. Von dort habe ich das Rezept mitgebracht und glutenfrei abgewandelt.

125 g Butter
150 g Zucker
1 kleines Glas Erdnussmus
¼ TL Vanille oder 1 Päckchen Vanillezucker

2 Eier
300 g Reismehl, 3 g Guarkernmehl
1 EL Backpulver, 1 TL Salz
½ Tasse ungesalzene Erdnüsse

Die Erdnüsse mit einem großen Messer auf einem Brett etwas zerkleinern. Sollten die Erdnüsse gesalzen sein, dem Teig kein Salz zufügen.
Die Margarine mit den Eiern und dem Zucker cremig schlagen und die restlichen Zutaten einrühren.
Mit den Händen kleine Kugeln formen und in großen Abständen auf ein Backblech verteilen. Mit einer Gabel etwas flacher drücken und im vorgeheizten Backofen bei 180 °C hellbraun backen. Die Plätzchen werden ganz flach und schmecken besonders Erdnussfans sehr gut.

Mandelhäufchen

4 Eiweiß
200 g gemahlene Mandeln
2 TL Zimt
100 g Zucker
Oblaten (z. B. Hammermühle)

Das Eiweiß schaumig schlagen, Zucker und Zimt einrühren und die gemahlenen Mandeln dazugeben. Auf Oblaten verteilen und bei 130–150 °C etwa 20–35 Minuten eher trocknen als backen.

Kokosmakronen

250 g Kokosraspel
250 g Puderzucker
1 Msp Vanille, 1 Prise Salz
3 Eiweiß
Backoblaten, glutenfrei

Das Eiweiß schaumig schlagen und den Zucker einrühren. Die restlichen Zutaten nach und nach unterrühren, kleine Häufchen auf die Oblaten setzen und bei 150 °C etwa 50 Minuten backen.

Elisenlebkuchen

500 g Eiweiß
440 g Rohrohrzucker
520 g geröstete und geriebene Mandeln
200 g geröstete und geriebene Haselnüsse
20 g Zitronat
20 g Orangeat
30 g Aprikosenmarmelade
70 g Marzipan
30 g Lebkuchengewürz
8 g Hirschhornsalz
20 g Maisstärke
40 g Sojamehl (Minderleinsmühle)
40 g Reismehl (Minderleinsmühle)
20 g Wasser
Oblaten (z. B. Hammermühle)
Glasur: Zartbitter-Kuvertüre

Eiweiß und Zucker zu einem steifen Eischnee schlagen.
Aus den restlichen Zutaten einen Teig herstellen und den Eischnee unterheben.
Den Teig auf Oblaten streichen, über Nacht trocknen lassen und bei 175 °C etwa 20–25 Minuten backen.
Nach dem Abkühlen mit Zartbitter-Kuvertüre bestreichen

Löffelbiskuits

6 Eier
125 g Zucker
130 g Mehlmix für Kuchen

Die Eier trennen, jeweils die Hälfte des Zuckers zum Eiweiß und Eigelb geben und beides getrennt schaumig schlagen. Die Eiweißmasse unter die Eigelbmasse heben, das Mehl vorsichtig unterheben. Mit einem Spritzbeutel Löffelbiskuits auf ein mit Backpapier belegtes Backblech spritzen, mit Puderzucker bestäuben und bei 175 °C etwa 10 Minuten backen.

Teegebäck

250 g Mehlmischung für Kuchen
3 g Backpulver
75 g Zucker
1 Ei
½ Päckchen Vanillin-Zucker
etwas Kondensmilch
125 g Margarine

Mehl und Backpulver mischen, alle anderen Zutaten, außer Margarine, zu einem dicken Brei verarbeiten, erst dann die Margarine unterkneten. Den Teig ausrollen, mit Formen ausstechen, mit Kondensmilch bestreichen und mit Zucker bestreuen. Bei schwacher bis mittlerer Hitze 5–8 Minuten backen.

Muffins

Muffins sind schöne kleine Portionen, lassen sich gut einfrieren und einzeln entnehmen. Ungesüßter Brotteig lässt sich in Muffinbackformen gut zu *Brötchen* backen. Die entsprechenden Formen gibt es in Haushaltsgeschäften.

Muffins mit Rosinen oder Korinthen

250 g Reismehl
3 g Guarkernmehl
2 Eier, 150 g Vollrohrzucker
100 ml Milch
½ Päckchen Backpulver
7 EL Sonnenblumenöl
1 Tasse Rosinen oder Korinthen

Die Eier trennen und das Eiweiß schaumig schlagen. Das Eigelb mit dem Zucker, Öl und der Milch verrühren und das Mehl, vermischt mit Backpulver und Guarkernmehl, unterrühren. Zum Schluss den Eiweißschaum und die Rosinen oder Korinthen einrühren. Den Teig in der Muffinbackform verteilen und bei 180 °C etwa 40 Minuten backen.

Muffins mit Schokostücken

300 g Reismehl
3 g Guarkernmehl
100 g Vollrohrzucker (abschmecken)
10 g Trockenhefe
½ TL Salz
etwa 150–180 ml Milch
1 Ei
etwa 50 ml Sonnenblumenöl
1 Tafel Zartbitterschokolade oder Carob

Alle Zutaten, außer der Schokolade, wie oben beschrieben zu einem Teig verkneten und 1–1 ½ Stunden aufgehen lassen.
Die Tafel Schokolade oder Carob mit einem großen Messer in Stücke schneiden und in den Teig einrühren.
Den Teig in der Muffinbackform verteilen, im kalten Backofen 15 Minuten aufgehen lassen und bei 180 °C etwa 30–40 Minuten backen.

Fettgebackenes, süß

Besonders wenn unangemeldet Besuch kommt, sind die ausgebackenen Teigbällchen oder Krapfen sehr praktisch, da sie schnell gemacht sind und gut schmecken.

Mandelbällchen

250 g Reismehl, fein gemahlen
3 g Guarkernmehl
1 Ei
150 ml Milch
1 Prise Salz
½ Päckchen Backpulver
½ Tasse Mandelstifte
Erdnussöl, Kokos- oder hoch erhitzbares Sonnenblumenöl zum Frittieren

In einer Friteuse das Öl oder Fett erhitzen.
Aus allen anderen Zutaten einen Teig rühren, mit einem in das Fett getauchten Löffel etwas Teig entnehmen und mit Hilfe eines zweiten fettigen Löffels in das heiße Fett streifen. Nur so viele Bällchen in die Friteuse legen, dass sie nicht übereinander liegen.
Sobald die Unterseiten hellbraun sind, mit einer Gabel wenden.
Die noch warmen Bällchen schmecken sehr gut mit Ahornsirup, Apfelmus, Pudding oder Sojadessert.

Tipp:
Das Frittierfett sollte regelmäßig gewechselt werden. Mehr als 5- oder 6-mal sollten Sie es nicht verwenden. Wenn es dunkler wird und unangenehm riecht, muss es entsorgt werden. Allerdings bitte nicht in den Abfluss gießen, sondern nur in den Restmüll geben. Größere Mengen können wie jedes andere Altöl auch auf dem Recylinghof abgegeben werden.

Kugeln mit Zucker und Sesam

250 g Reismehl, fein gemahlen
3 g Guarkernmehl
1 Ei
150 ml Milch
1 Prise Salz
100 g Vollrohrzucker
½ Päckchen Backpulver
2 EL Tahin
½ Tasse Sesam
Erdnussöl, Kokos- oder Palmfett zum Frittieren

In einer Friteuse das Öl oder Fett erhitzen.
Alle anderen Zutaten zu einem Teig verkneten, mit einem in das Fett getauchten Löffel etwas Teig entnehmen und mit Hilfe eines zweiten fettigen Löffels in das heiße Fett streifen. Nur so viele Bällchen in die Friteuse legen, dass sie nicht übereinander liegen.
Sobald die Unterseiten hellbraun sind, mit einer Gabel wenden.
Die noch warmen Bällchen schmecken sehr gut mit Apfelmus oder Pudding.

Pfannkuchen

Süße Pfannkuchen

250 g Reismehl, s. Seite 85
3 g Guarkernmehl
1 Ei
180 ml Milch
50 g Zucker
1 Prise Salz
½ Päckchen Backpulver
Erdnussöl zum Braten

Außer dem Fett alle Zutaten zu einem Teig verarbeiten und in einer Pfanne mehrere Pfannkuchen daraus backen. Noch warm mit Apfelmus oder Ahornsirup servieren.

Süße Pfannkuchen ohne Ei

250 g Reismehl, s. Seite 85
3 g Guarkernmehl
220 ml Sojatrunk
50 g Zucker
1 Prise Salz
½ Päckchen Backpulver
1 geriebener Apfel
1 Msp Zimt
Erdnussöl zum Braten

Außer dem Fett alle Zutaten zu einem Teig verarbeiten und in einer Pfanne mehrere Pfannkuchen daraus backen. Noch warm mit Puddingsoße servieren.

Selbstgemachte Nudeln

Grundrezept

100 g Reismehl, s. Seite 85
2 g Guarkernmehl
1 Ei oder etwa 50 ml Wasser
½ TL Salz
etwa 40 ml Wasser
etwas Mehl, vermischt mit Guarkernmehl, für die Arbeitsfläche

Alle Zutaten zu einem festen Teig verkneten, auf einer bemehlten Arbeitsplatte ausrollen (Nudelholz oder Flasche) und in gewünschte Formen schneiden oder kleine Teigmengen zwischen den Händen zu »Miniwürstchen« rollen.
Oder (eine weitere, ebenfalls sehr schnelle Methode) den Teig dünn ausrollen, bemehlen, zusammenrollen und mit einem scharfen Messer Stückchen abschneiden.
Die so hergestellten Nudeln können frisch gekocht oder portionsweise tiefgekühlt werden.
Zum Bevorraten eignet sich, außer dem Einfrieren, das Trocknen auf einem Handtuch oder in einem Dörrgerät. Getrocknete Nudeln können in einem luftdichten Behälter bis zu einem Jahr gelagert werden.
Die Kochzeit richtet sich nach der Größe der Nudeln; getrocknete benötigen eine längere Kochzeit.

Eierteigwaren

80 g Mehlmischung für Kuchen (z. B. Schär Mix C)
1 Ei
1 EL Maisöl
1 EL Wasser

Alle Zutaten gut vermengen und zu einem festen glatten Teig verarbeiten. Den Teig durch eine Nudelmaschine pressen, um verschiedene Pastaformen zu erhalten. Die Pasta in reichlich Salzwasser unter Beifügung von etwas Öl etwa 5 Minuten kochen.

Nudelteig

250 g Mehlmischung (z. B. Schär Universalmehl)
1 TL Salz
2 Eier
3 EL Wasser
Zum Ausrollen: Mondamin/Maizena

Mehl und Salz auf eine Arbeitsfläche häufen, in die Mitte eine Mulde drücken, Eier und Wasser einfüllen und zu einem glatten Teig verkneten. Den Teig halbieren und beide Hälften auf Mondamin/Maizena dünn ausrollen. Kurz antrocknen lassen und in die gewünschte Form schneiden. Die Nudeln können auf einem Geschirrhandtuch an der Luft getrocknet oder sofort in kochendem Salzwasser gegart werden.

Spinat-Nudeln

100 g gut ausgedrückter Tiefkühlspinat
2 Eier
1 TL Salz
250–300 g Universal-Mehlmischung
Zum Ausrollen: Stärkemehl (Kartoffel oder Mais)

Spinat mit Eiern und Salz in einer Schüssel verrühren und mit einem Teil Mehl zu einem dicken Brei verarbeiten. Den Teig auf eine Arbeitsfläche geben und soviel Mehl unterkneten, bis ein geschmeidiger, nicht klebender Teig entsteht. Den Teig auf Stärkemehl dünn ausrollen. Kurz antrocknen lassen und in die gewünschte Form schneiden. Die Nudeln können auf einem Geschirrhandtuch an der Luft getrocknet oder sofort in kochendem Salzwasser gegart werden.

Nudeln

2,5 kg Reismehl (Universal Mehlmischung oder s. Seite 85)
500 g Eier (etwa 10)
etwa 200 g Wasser
20 g Salz

Aus den Zutaten einen streuselähnlichen Teig herstellen, auf einer bemehlten Arbeitsfläche ausrollen oder durch eine Nudelmaschine pressen und auf Handtüchern oder im Dörrgerät trocknen. Trocken aufbewahren und nach Bedarf kochen. Die Kochzeit richtet sich nach der Größe der Nudeln.

Naschereien, pikant

Viele pikante Naschereien enthalten Geschmacksverstärker oder Aromen und somit kann Gluten enthalten sein.

Gepuffte Reis- oder Glasnudeln

Bei einer Chinareise hatten wir die Möglichkeit einem Koch über die Schulter zu schauen. Dabei wurden Glasnudeln für eine Suppe gepufft. Ich habe es später mit Reisnudeln versucht und festgestellt, dass dies auch geht. In China wird es nicht als Nascherei gegessen, aber ich habe schon manchem Freude damit gemacht. Probieren Sie es aus. Es geht schnell und macht Spaß.

1 große Tasse Olivenöl
Reisnudeln oder Glasnudeln
Kräutersalz
Rosenpaprika, mild

Das Öl in einem kleinen Kochtopf erhitzen, bis ein hineingehaltener Holzkochlöffel Blasen freisetzt. Dabei darf das Öl nicht rauchen.
Die Reisnudeln zerbröseln und esslöffelweise einstreuen. In wenigen Sekunden sind sie gepufft. Salzen und je nach Geschmack mit Rosenpaprika würzen.
Die Glasnudeln mit einer Schere in kleine Stücke schneiden und, genau wie Reisnudeln, im heißen Fett puffen.

Sonnenblumenkerne, geröstet

Sonnenblumenkerne

Die Sonnenblumenkerne in einer Pfanne ohne Fett, bei mittlerer Hitze und ständigem Rühren, hellbraun rösten.

Popcorn mit Salz

Salziges Popkorn, mit warmer Butter übergossen, gehört in den USA zu jedem Kinobesuch! Manchmal wird es auch hier angeboten und ist auf jeden Fall einen Versuch wert.

4 EL Popcornmais
2 EL Olivenöl
½ TL Salz

Das Öl mit dem Salz in einen Topf mit Deckel gießen und den Boden mit Popcornmais bedecken. Den Deckel auflegen und bei mittlerer bis hoher Hitze poppen lassen. Es ist fertig, wenn es im Topf leise wird. Nicht neugierig sein, denn sonst ist Ihr Popcorn in der Küche verteilt.

Kartoffelchips

Festkochende Kartoffeln
Salz
Rosenpaprika
Erdnussöl, Kokos- oder Palmfett

In einer Friteuse das Kokos- oder Palmfett erhitzen.
Die geschälten Kartoffeln mit einem Gurkenhobel in möglichst dünne Scheiben schneiden und mehrfach in Wasser die Stärke abspülen. Mit einem Handtuch trocken tupfen, kleine Mengen der Kartoffelscheiben in das heiße Fett streuen und hellbraun backen.
Salzen und mit Paprika würzen.

Naschereien, süß

Popcorn

4 EL Popcornmais
2 EL Sonnenblumenöl
1 TL Vollrohrzucker

Das Öl in einen Topf mit Deckel gießen und den Boden mit Popcornmais bedecken. Den Deckel auflegen, den Mais bei mittlerer bis hoher Hitze poppen lassen, zuckern und genießen.

Popcorn-Pralinen

2 Tassen Popcorn
1 Tafel Schokolade mit Rohrzucker

Die Schokolade bei geringer Hitze in einem Kochtopf schmelzen und das Popcorn unterrühren. Mit Hilfe von 2 Esslöffeln auf ein Backpapier kleine Haufen setzen und erkalten lassen.

Buchweizen, gepufft für Müsli

4 EL Buchweizen (Bioqualität)
2 EL Sonnenblumenöl

Das Öl in einen Topf mit Deckel gießen und den Boden mit Buchweizen bedecken. Den Deckel auflegen und den Buchweizen bei mittlerer bis hoher Hitze poppen lassen.
Dem Müsli beifügen, mit Milch übergießen und zum Frühstück genießen.

Gepuffte süße Glasnudeln

1 große Tasse Erdnussöl
Glasnudeln
Ahornsirup oder Agavendicksaft nach Geschmack

Die Glasnudeln im heißen Öl puffen und mit Ahornsirup beträufeln.

Schokohäufchen

Ca. ½ Tasse gestiftete Mandeln
1 Tafel Schokolade

Die Schokolade bei niedriger Temperatur in einem Kochtopf auflösen, dabei ständig rühren. In die geschmolzene Masse die Mandeln einrühren, auf ein Backpapier mit Hilfe von 2 Esslöffeln kleine Haufen setzen und erkalten lassen.

Sesamkrokant

Eine der leckersten Süßigkeiten. Fertig gekauft, genießt man es des hohen Preises wegen nur in kleinen Mengen. Selbst hergestellt, ist es eine der beliebtesten Naschereien.

2 Tassen Rohrzucker, kristallin oder Agavendicksaft
2 Tassen Sesam

Den Zucker in einer Pfanne oder einem kleinen Topf bei starker Hitze auflösen. Dabei ständig rühren. Sobald sich der Zucker aufgelöst hat, den Sesam einrühren. Der Agavendicksaft muss etwa 5 Minuten ohne Deckel gekocht werden, bevor die Sesamsaat dazukommt. Vorsicht, denn die Krokantmasse wird sehr heiß! Noch köstlicher ist das Krokant, wenn der Sesam vorher ohne Fett geröstet wird.
Sobald die Masse geschmeidig ist, diese mit einem langen Messer auf ein großes Holzbrett streichen und abkühlen lassen. Ein zweites Messer ist dabei hilfreich. Es ist eine klebrige, heiße Angelegenheit, dafür aber sehr lecker!
Ein sauberes Messer unter den erkalteten Krokant schieben, diesen nach oben ablösen und mit den Händen in Stücke brechen. In einer luftdichten Dose oder einem Beutel aufbewahren.
Anmerkung: Nicht kristalliner Zucker, wie zum Beispiel Ursüße, ist nicht geeignet.

Marzipan

2 Tassen feines Mandelmus
1 Tasse Honig oder Vollrohrzucker
1 TL Rosenwasser

Das Mandelmus mit dem Honig verkneten, mit Rosenwasser abschmecken.

Halwa

Eine Spezialität aus der Türkei und aus Griechenland.

2 Tassen Tahin (Sesammus)
1 Tasse Honig
Zitronensaft

Das Tahin mit dem Honig oder Zucker verkneten und mit Zitrone beträufelt servieren.

Tahinpaste

1 Teil Agavendicksaft
1 Teil Tahin

Den Agavendicksaft 3 Minuten bei geringer Hitze kochen, das Tahin dazugeben und weitere 5 Minuten unter ständigem Rühren kochen. In ein Glas füllen und erkalten lassen.
Schmeckt vor allem auf Brot, lässt sich aber auch gut auslöffeln.

Toffees und Bonbons

Beim Herstellen hat man zwischendurch das Gefühl aus der Küche laufen zu müssen, doch die Mühe lohnt sich. Kleine Kinder sollten auf keinen Fall ohne Aufsicht Bonbons herstellen, denn die Masse ist sehr heiß und würde, sollten die Kinder sich etwas übergießen, am Körper festkleben.
Das Herstellungsverfahren ist bei allen folgenden Rezepten gleich:

Das Werkzeug

- Kleiner Kochtopf ohne Deckel
- Schneebesen
- Kochlöffel oder Pfannenheber, möglichst aus Holz
- Backpapier auf einem Holzbrett
- 1 bis 2 Messer
- Trockenes Glas für die fertigen Bonbons

Die Herstellung

- Agavendicksaft ohne Deckel kochen, damit das Wasser verdunsten kann.
- Agavendicksaft etwa 5 Minuten bei mittlerer Hitze kochen; je länger, desto fester werden die Bonbons
- Oder Rohrzucker (nicht Rohrohrzucker!) unter ständigem Rühren bei starker Hitze auflösen.
- Vom Herd nehmen und diesen ausschalten.
- Gewürze oder Nussmus unter die Dicksaft- bzw. Zuckermasse rühren.
- Weinsteinbackpulver mit einem Schneebesen einrühren.
- Mit einem Pfannenheber oder Kochlöffel aus Holz rühren, bis die Masse anfängt am Topfrand zu kleben.
- Die Masse auf ein Backpapier gießen. Vorsicht, sie ist sehr heiß.
- Damit die Ränder nicht hart werden, mit einem Messer die Masse von außen nach innen streichen, bis sie soweit abgekühlt ist, dass sie sich anfassen lässt. Eventuell ein zweites Messer zuhilfe nehmen.
- Die Masse vom Papier »pulen«, in die Hände nehmen, auseinanderziehen, zusammenfalten, auseinanderziehen, zusammenfalten usw., bis die Masse zäh und lauwarm wird.
- Eine »Wurst« rollen oder kneten und diese mit einer Schere in kleine Stücke schneiden.
- Die geschnittenen Stücke in ein Glas geben, Trennmittel (s. Rezepte) dazugeben, das Glas verschließen und schütteln, denn das Trennmittel muss sich gut verteilen.

Bonbons

100 ml Agavendicksaft
1 gestrichener TL Weinsteinbackpulver
Trennmittel: 1 TL Maisstärke

Salz-Bonbons

100 ml Agavendicksaft, 1 Msp Salz
1 gestrichener TL Weinsteinbackpulver
Trennmittel: 1 TL Maisstärke

Cashew-Toffees

100 ml Agavendicksaft, 1 Msp Bourbon-Vanille
1 gehäufter EL Cashewmus
1 gestrichener TL Weinsteinbackpulver
Trennmittel: 1 TL Maisstärke

Gewürz-Toffees

100 ml Agavendicksaft
1 EL Zuckerrübensirup
½ TL Zimt oder 1 Msp Bourbon-Vanille
1 gestrichener TL Weinsteinbackpulver
Trennmittel: 1 TL Maisstärke

Schoko-Toffees

100 g Agavendicksaft
2 Riegel Zartbitterschokolade
1 Msp Bourbon-Vanille
1 gestrichener TL Weinsteinbackpulver

Die Zartbitterschokolade in einem Extratopf schmelzen und in die leicht erkaltete Toffeemasse einrühren.

Salbei-Bonbons

100 ml Agavendicksaft
ca. 5 kleingeschnittene Salbeiblätter
1 gestrichener TL Weinsteinbackpulver

Die Salbeiblätter in den gekochten Agavendicksaft einrühren, Backpulver dazugeben und, wie oben beschrieben, Bonbons herstellen. Salbeibonbons helfen gegen Halsschmerzen.

Kokos-Häufchen

1 Tasse Agavendicksaft
1 Tasse Kokosflocken

Den Agavendicksaft 5 Minuten kochen und die Kokosflocken einrühren. Mit Hilfe von 2 Esslöffeln kleine Häufchen auf Backpapier setzen und erkalten lassen. Schmeckt nicht nur in der Weihnachtszeit.

Mandelhäufchen

1 Tasse Agavendicksaft
1 Tasse geriebene oder gestiftelte Mandeln
1 TL Zimt nach Belieben

Den Agavendicksaft 5 Minuten kochen und Mandeln und Zimt einrühren. Mit Hilfe von 2 Esslöffeln kleine Häufchen auf Backpapier setzen und erkalten lassen. Eine leckere, schnelle Nascherei, die auch warm schon gut schmeckt.

Kandierte Mandeln

½ Tasse Rohrzucker
2 Tassen Mandeln oder Cashewkerne

Die Mandeln mit heißem Wasser überbrühen, das Wasser weggießen und die Schalen abstreifen. Den Zucker in einer heißen Pfanne auflösen, dabei ständig rühren und die Mandeln dazugeben. Den Herd abschalten, die Mandeln weiter rühren, bis sie klebrig werden, auf ein Backpapier »gießen«, mit einem Messer verstreichen und erkalten lassen. Die Mandeln lassen sich jetzt trennen.

Glutenfreier Brotbelag, süß und pikant:

Die meisten der folgenden Aufstriche gibt es im Naturkostladen, im Reformhaus, im Naturkostbereich der Lebensmittelketten oder im Versandhandel:

- Apfel-Rüben-Kraut
- Avocado mit Kräutersalz und Pfeffer
- Bananenscheiben oder zerdrückte Banane
- Bärlauch, frisch unter Nussmus oder Butter
- Basilikum in Olivenöl
- Birnen-Apfel-Kraut
- Birnen-Dattel-Kraut
- Brotaufstriche, sofern sie glutenfrei sind (steht auf der Verpackung)
- Brotbelag, selbst gemacht
- Carob-Tafel, geraspelt
- Carobcreme, sofern sie glutenfrei ist
- Chocoreale, diverse Sorten
- Ei, gekocht
- Fisch, aus der Konserve, sofern er glutenfrei ist
- Fruchtaufstriche
- Gelee
- Gomasio
- Gurken, frisch und eingelegt
- Honig
- Käse, außer Schimmelkäse, Schmelzkäse und Magerkäse
- Krabben ohne Soße
- Kräutersalz
- Lupinenaufstriche
- Marmelade
- Nussmus, z. B. Erdnussmus, Cashewmus, Mandelmus, Haselnussmus, Mischmus, Sonnenblumenkernmus, Tahin, Kürbiskernmus
- Pflaumenmus
- Pomodori

- Quark
- Reissirup
- Rinderbratenscheiben (selbst gemacht)
- Sardellenpaste
- Schichtkäse
- Schnittlauch, frisch oder aus der Kühltruhe
- Schokoaufstriche
- Spiegel- oder Rührei
- Tofubelag, Tofupastete, sofern glutenfrei (steht auf der Verpackung)
- Tofuscheiben, sofern glutenfrei
- Tomaten, frisch
- Vegetarische Pasten, sofern glutenfrei
- Vitam R
- Wurst, sofern glutenfrei
- Zuckerrübensirup
- Zwiebeln, gebraten

Selbstgemachte Brotaufstriche und Brotbelag

Kräuteravocado

Reife Avocados müssen weich sein, dürfen aber keine schwarzen Stellen haben. Sie werden halbiert und auseinander gedreht. Der Kern bleibt in einer Seite stecken, kann aber ganz leicht herausgedrückt werden. Es ist einfacher, die Avocado auszulöffeln, als sie zu schälen. Sie schmeckt, nur mit Salz und Pfeffer gewürzt, sehr gut. Noch besser schmeckt sie folgendermaßen zubereitet:

1 Avocado
¼ TL Zitrone
½ TL Kräutersalz
1 Prise Salz
¼ Tasse frische Gartenkräuter, kleingeschnitten

Die Avocado wie oben beschrieben halbieren, entkernen und auslöffeln. Das Fruchtfleisch mit einer Gabel zerdrücken und mit den restlichen Zutaten verrühren.
Schmeckt köstlich auf Brot und als kleine Leckerei zum Salat oder als Vorspeise.

Lupinen-Aufstrich

Lupinen-Tempeh ist schon gar, muss also nicht lange gebraten werden. Der Brotaufstrich, wie er unten beschrieben wird, schmeckt auch zu Pellkartoffeln.

100 g Lupinen-Tempeh, neutral
2 mittlere Zwiebeln, geschält
3 EL Olivenöl, ¼ TL Salz
½ TL Paprika, mild
1 Prise Paprika, scharf

Die Zwiebeln in Würfel schneiden, mit Salz im Olivenöl glasig braten. Tempeh mit kaltem Wasser abwaschen, klein schneiden und 3–5 Minuten mitbraten. Kurz vor dem Servieren mit Paprika würzen, noch warm auf Brot essen.

Schnittlauch

Schnittlauch
Kräutersalz

Frischer, kleingeschnittener mit Kräutersalz gewürzter Schnittlauch schmeckt sehr gut auf einem Butterbrot. Einfach das Brot mit der Butterseite in den geschnittenen Schnittlauch drücken. Der Schnittlauch bleibt haften.
Wer im Winter nicht darauf verzichten möchte, kann den Schnittlauch einfrieren. Dazu den möglichst trockenen, kleingeschnittenen Schnittlauch in einer Dose einfrieren und je nach Bedarf eine kleine Menge entnehmen. Es reicht, wenn Sie ihn wenige Minuten vor dem Essen aus der Kühltruhe nehmen, denn er braucht nur kurze Zeit zum Auftauen.

Tomatenscheiben

Frische Tomaten auf Brot sind ein köstlicher Belag. Achten Sie aber dabei auf die Qualität der Tomaten. Der Kauf im Naturkosthandel lohnt sich, denn diese Tomaten stammen aus ökologisch kontrolliertem Anbau und meistens aus regionaler Produktion ohne lange Transportwege. Tiefgefrorene Tomaten eignen sich leider nicht als Brotbelag.

Zubereitung und Varianten siehe folgende Seite →

Tomaten
Kräutersalz
Oregano

Die Tomaten in dünne Scheiben schneiden, je nach Geschmack salzen und mit zwischen den Händen fein zerriebenem Oregano bestreuen. Möglichst 1 Stunde einziehen lassen und auf Butterbrot essen.
Varianten: Scheiben von Salatgurken, Radieschen, Möhren, Kohlrabi oder Äpfeln – roh und ganz nach Geschmack.

Suppen

Schnelle Möhrensuppe

Für 2 Personen
1 Flasche Möhrensaft
1–2 EL Cashewmus
2 EL Gemüsebrühwürfel, hefefrei
¼ Tüte Kartoffelpüreepulver (Naturkosthandel)

Alle Zutaten mit einem Schneebesen verrühren und kurz aufkochen lassen. Fertig ist eine leckere Suppe, die auch unangemeldete Gäste zum Staunen bringt.
Je kürzer Sie den Saft kochen, desto mehr Vitamine bleiben erhalten.

Broccolisuppe mit gepufften Reisnudeln

Für 2 Personen
1 Liter Wasser
2–3 EL Gemüsebrühwürfel, hefefrei (z. B. Würzl)
200–300 g Broccoli
etwa 20 g Reisnudeln
1 Tasse Oliven- oder Erdnussöl

Kleine Broccolirosen abschneiden und beiseite legen. Den restlichen Broccoli in Würfel schneiden. Mit dem Wasser und der Brühe aufkochen. Kurz vor Ende der Garzeit die Broccolirosen darin bissfest kochen.
Das Fett in einem kleinen Topf erhitzen und die Nudeln in kleinen Mengen einstreuen. Nach wenigen Sekunden sind sie gepufft und müssen mit einer Gabel herausgeholt werden. Die gepufften Nudeln in einer Suppenschüssel sammeln und kurz vor dem Servieren mit der Broccolibrühe übergießen.

Hokkaido-Kürbis-Suppe

Bei Hokkaidokürbissen kann die Schale, im Gegegnsatz zu anderen Kürbissen, mitgegessen werden.
Ein mittlerer Hokkaidokürbis reicht für 4 Personen

1 Hokkaidokürbis, 2 große Kartoffeln
½ Liter Milch
2 EL Gemüsebrühwürfel, hefefrei
Salz, 2 EL Butter

Den Kürbis halbieren, die Kerne in der Mitte entfernen. Die Kartoffeln schälen. Beides in Stücke schneiden und in der Milch weich kochen. Pürieren und mit Brühe, Salz und Butter abschmecken.

Salatsoßen

- Bei einer reinen Essig- und Ölsoße spielt die Qualität der Zutaten eine wichtige Rolle. Es lohnt sich, vor allem bei Essig, etwas mehr Geld auszugeben.
- 1 Teil Essig und 2 Teile Öl, mit einem Schneebesen oder Mixer geschlagen, wird cremig.
- In Haushaltswarenläden gibt es Salatschleudern. Da sie preiswert sind, lohnt sich die Anschaffung, denn sie helfen den Salat nach dem Waschen zu trocknen. Das spart Salatsoße und intensiviert den Geschmack.
- Zu jedem Salat schmecken in der fettfreien Pfanne geröstete Cashewkerne, Mandelstifte oder Sonnenblumenkerne.

Essig

Besonders empfehlenswert ist Aceto Balsamico, ein Rotweinessig aus Italien. Je länger die Lagerung, desto besser der Geschmack.
Nicht zu verachten ist aber auch Himbeeressig, ein Essig, dem eingelegte Himbeeren den guten Geschmack geben.

Öl

Für Salate sind vor allem kaltgepresste Öle zu empfehlen. Wer einen zu hohen Cholesterinspiegel hat, sollte unbedingt Distelöl verwenden. Echte Delikatessen sind Nussöle, die es im Naturkosthandel, im Reformhaus und in Delikatessabteilungen des Lebensmittelhandels gibt. Ganz besonders delikat sind Kürbiskern-, Argan- und Sesamöl.
Zu Olivenöl extra vergine schmeckt am besten der oben erwähnte Balsamico.

Kokoscreme-Cashewmus-Salatsoße

Je Salatkopf

- 1 große Bechertasse Kokoscreme (Seite 73)
- 2 EL Aceto Balsamico
- 3 EL Nussöl
- 1 große EL Cashewmus
- 1 Prise Salz
- ½ große Tasse Sonnenblumenkerne

Bis auf die Sonnenblumenkerne alle Zutaten mit einem Schneebesen cremig/schaumig schlagen und über den Salat gießen.
Die Sonnenblumenkerne ohne Fett in einer Pfanne leicht rösten und noch heiß, ganz kurz vor dem Servieren, auf den Salat streuen.

Avocado-Salatsoße

Je Salatkopf

- 1 Avocado
- 1 große Bechertasse Kokoscreme
- 2 EL Balsamico

3 EL Nussöl
1 Prise Salz
Pfeffer

Die Avocado auslöffeln (siehe Rezept Kräuteravocado, Seite 134), mit den restlichen Zutaten verrühren und in den Salat einrühren.

Apfel-Salatsoße

Je Salatkopf

1–2 Äpfel
1 Bechertasse Kokoscreme oder Saure Sahne
1 EL Cashewmus
2 EL Kürbiskernöl
1 EL Aceto Balsamico
1 Msp Salz

Den Apfel entkernen, mit den anderen Zutaten pürieren und in den Salat einrühren.

Saftsoße mit Apfelpektin

Je Salatkopf

1 große Bechertasse frisch ausgepresster Orangen- oder Apfelsaft
1 EL Zitronensaft
1 EL Ahornsirup oder Agavendicksaft
2 EL Nussöl
1 Prise Salz
1 TL Apfelpektin (Reformhaus)

Alle Zutaten mit einem Schneebesen verrühren und über den Salat gießen. Das Apfelpektin dickt die Salatsoße etwas ein.

Orangensaft-Bananen-Soße

Besonders bei Kindern ist diese süß-saure Salatsoße sehr beliebt.

Je Salatkopf

- 2 große Bechertassen Orangensaft
- 1 reife Banane
- ¼ Tasse Rosinen oder Weinbeeren
- ¼ Tasse gehobelte Mandeln
- 2 TL Zitrone
- 2 TL Ahornsirup oder Honig
- 1 EL Nussöl
- 1 Prise Salz
- ½ TL Apfelpektin (Reformhaus)

Die Banane mit einer Gabel zerdrücken und schaumig schlagen. Die restlichen Zutaten dazugeben und über den Salat gießen. Der Salat sollte eine festere Sorte, z. B. Eisbergsalat, sein.
Ein paar Apfel- und Orangenstücke verfeinern das Ganze.

Rote Bete-Salatsoße

Je Salatkopf

- 1 Knolle Rote Bete
- 1 Apfel
- 1 Bechertasse Kokoscreme
- 2 Msp Salz
- 3 El Speiseöl
- 2 EL Aceto Balsamico

Den Apfel und die Rote Bete zusammen mit den übrigen Zutaten pürieren und in den Salat einrühren.

Mayonnaise

Mayonnaise enthält leider oft Gluten, ohne dass es auf dem Glas steht. Entweder Sie kaufen sie im Naturkosthandel oder Reformhaus oder Sie machen sie selbst. Sofern Sie gute Zutaten verwenden, schmeckt die selbstgemachte ohnehin am besten.

Mayonnaise

2 Eigelb
Salz
1 EL Essig oder Zitrone
125 ml Öl (Distelöl)

Alle Zutaten müssen Zimmertemperatur haben. Das gesalzene Eigelb mit einem Mixer schaumig schlagen und den Essig dazugeben.
Das Öl während des Mixens zunächst tropfenweise zufügen, später etwas schneller. Aber Vorsicht, Ungeduld wird mit Gerinnung bestraft.

Remoulade

Remouladensoße schmeckt besonders gut unter dünnen Scheiben Puten- oder Hühnerfleisch. Das Geflügelfleisch sollten Sie aber selbst braten und in Scheiben schneiden. Nur so können Sie sicher sein, dass es glutenfrei ist.

2 Eigelb
Salz
1 EL Essig
125 ml Öl (vorzugsweise kaltgepresst)
¼ Tasse sehr fein gehackte frische Kräuter

Zubereitung wie bei der oben erwähnten Mayonnaise.
In die fertige Mayonnaise die Kräuter einrühren.

Beilagen

Kartoffelgerichte

Etwas mehr Geld für Kartoffeln zu investieren, lohnt sich auf jeden Fall. Die Qualität der Kartoffeln aus dem Naturkostladen unterscheidet sich oft erheblich von den konventionell angebauten aus dem Lebensmittelhandel.
Fest kochende Sorten eignen sich gut für Salate, Pell- und Salzkartoffeln. Mehlig kochende Sorten eignen sich besser für Knödel und Püree. Zur Einkellerung eignen sich nur die späten Sorten.

Ohne Wasser im Dampf gegart

Im Haushaltswarenhandel gibt es Gemüsedünsteinsätze. Sie passen in jeden Topf und kosten nur sehr wenig.
Mit diesen Metalleinsätzen können Sie Kartoffeln und natürlich alle anderen Gemüse ohne direkten Wasserkontakt im heißen Dampf garen. Das heißt, Sie legen die geschälten Kartoffeln in den im Kochtopf stehenden Einsatz. Im Topf dürfen nur 3 cm Wasser sein. Sobald das Wasser kocht, den Herd auf geringe Temperatur stellen. Nach 20 Minuten sind mittelgroße Kartoffeln gar und Sie gießen keine kostbaren Vitamine in den Ausguss, wie es beim Kochen in Wasser der Fall wäre.
Die Kartoffeln schmecken viel besser und sind gesünder.
Kartoffeln grundsätzlich ohne Salz kochen. Denn das Natrium im Salz bindet Kalium in der Kartoffel, zieht so den wertvollen Mineralstoff aus den Kartoffeln und landet mit dem Kochwasser im Ausguss. Kartoffeln also nur entweder vor dem Servieren oder später bei Tisch salzen.

Quinoa kochen

Quinoa ist eine leckere Beilage und ganz einfach zu kochen. Rechnen Sie je Person 1 kleine Tasse Quinoa.

1 Teil Quinoa
2 Teile Wasser
Salz

Das Quinoa im gesalzenen Wasser mit aufgelegtem Deckel 20 Minuten bei ganz geringer Hitze garen. Das Quinoa saugt das Wasser vollständig auf. Kocht es zu lange, verliert es an Geschmack.
Als Beilage zu Gemüse und Fleisch.

Pikante Polenta-Puffer

250 g Polenta (Maisgrieß)
1 l Wasser, ½ TL Salz
4 Eier, ⅛ l Milch
4 El Maismehl
Salz, Pfeffer, Petersilie, Öl

Den Maisgrieß (nur als glutenfrei gekennzeichneten) in Salzwasser aufkochen und zugedeckt bei schwacher Hitze 40 Minuten quellen lassen. Öfter umrühren. Den Brei etwas abkühlen lassen und in eine Schüssel füllen. Mit einem Knethaken Eier, Milch und Maismehl unterarbeiten. Den Teig mit Salz, Pfeffer und Petersilie abschmecken.
In erhitztem Öl kleine Polenta-Puffer ausbacken.
Schmecken gut zu Eintopf, Kompott oder, mit Avocado oder Tomatencreme bestrichen, als Imbiss.

Nudelgerichte

Reisnudeln mit Cashewmus

100 g Reisnudeln
etwa 2 Bechertassen Wasser
½ TL Salz, 2 EL Cashewmus

Das Wasser aufkochen, salzen und das Cashewmus mit einem Schneebesen einrühren. Die Nudeln dazugeben. Sie dürfen nur knapp mit Wasser bedeckt sein. Ohne Deckel garen, dabei häufig rühren, bis das Wasser vollständig verkocht ist.

Nudelsalat mit Makkaroni

250 g Makkaroni (z. B. Hammermühle)
1 EL Öl
200 g Salami
200 g Gouda, jung
1 Glas Tomatenpaprika (150 g)
1 Dose sehr feine Erbsen
1 Dose Gemüsemais
1 Dose Pilze in Scheiben
5 Gewürzgurken
1 Dose Tomaten
Salz, Pfeffer, Oregano
1 Bund Dill

Die Nudeln in Salzwasser mit einem EL Öl bissfest kochen, mit lauwarmem Wasser abspülen und abtropfen.
Die Salami, den Gouda und die Gewürzgurken fein würfeln.
Die Tomaten aus der Dose durch ein Sieb gießen, den Saft auffangen und die Tomaten klein schneiden.
Die Nudeln mit Gemüse, Salami und Käse mischen.
Aus Tomatensaft, Gurkenbrühe, Öl, Essig und Gewürzen eine Salatsoße mischen und scharf abschmecken.
Den Salat mit der Soße vermengen und durchziehen lassen.

Penne mit Ragout

200 g Filet (Rind, Kalb, Schwein, Lamm u. a.)
1 Knoblauchzehe
4 EL Olivenöl
500 g reife Tomaten
1 Bund Basilikum
Salz und Pfeffer, frisch gemahlen
400 g Penne (z. B. Dr. Schär)
50 g geriebener Parmesan

Das Fleisch in kleine Würfel schneiden. Die Knoblauchzehe zerdrücken und in einer Pfanne im Olivenöl anbraten. Den Knoblauch entnehmen und das Fleisch anbraten.

Die Tomaten kurz in heißes Wasser legen, enthäuten und mit einer Gabel zerdrücken. Zum Fleisch geben und ½ Stunde kochen.
Mit gehacktem Basilikum, Salz und Pfeffer würzen.
Penne in reichlich Salzwasser bissfest kochen, abgießen, abschrecken und mit Ragout servieren. Mit Parmesan bestreuen.

Lasagne

250 g Lasagne (z. B. Dr. Schär)
200 g Hackfleisch
60 g Butter
½ l Béchamelsauce
1 kleine Karotte
1 kleine Zwiebel
1 Stange Bleichsellerie
½ Glas trockener Weißwein
500 g Tomaten aus der Dose
100 g geriebener Parmesan
Salz, frisch gemahlener Pfeffer

Zwiebel, Karotte und Sellerie fein hacken und in etwas Butter anschwitzen. Das Hackfleisch darin anbräunen und mit dem Wein ablöschen. Die durchpassierten Tomaten dazu geben, salzen, pfeffern und zugedeckt auf kleiner Flamme 1 Stunde köcheln lassen.
Die Lasagneblätter in reichlich Salzwasser 10 Minuten kochen, abschrecken, abtropfen und auf einem Tuch ausbreiten.
Den Boden einer ofenfesten Form ausbuttern und mit Lasagneblättern auslegen. Zuerst etwas Fleischsauce, dann einen kleinen Teil der Bechamelsauce einfüllen und mit geriebenem Parmesan bestreuen. Diesen Vorgang wiederholen, bis alles aufgebraucht ist. Den Rest der Butter in kleinen Flöckchen darüber verteilen.
Im vorgeheizten Ofen bei 200 °C etwa 30 Minuten backen.

Lasagne, vereinfacht

Die Auswahl an glutenfreier Lasagne ist nur klein. Verwenden Sie statt der Nudelplatten einfach Spaghetti – schmeckt genauso gut.

2 Gläser geschälte Tomaten, je 720 g
2 EL Olivenöl
1 Dose Kokoscreme, 400 g
2–3 Zwiebeln
250 g Spaghetti
Salz
Oregano
Käse zum Überbacken

Die Zwiebeln in grobe Stücke schneiden und zusammen mit den Tomaten 3–4 Stunden bei so geringer Hitze wie möglich kochen. Legen Sie ein paar Topflappen auf den Deckel, so sparen Sie Energie.
Das Öl und die Kokoscreme unterrühren und mit Salz und Oregano abschmecken. Die Tomatensoße wird dann abwechselnd mit den Spaghetti in eine Auflaufform geschichtet. Dabei die Spaghetti ein- bis zweischichtig verteilen. Die Auflaufform dann in den Ofen stellen und bei 160 °C Heißluft etwa 40–60 Minuten garen. Zum Schluss den Käse auf der Lasagne verteilen und hellbraun überbacken.

Béchamelsauce

40 g Kuchenmehlmischung (z. B. Dr. Schär, Mix C)
500–600 ml Milch
40 g Butter
1 Prise Salz
Muskat nach Bedarf

Die Butter auf kleiner Flamme schmelzen, das Mehl dazu geben und unter ständigem Rühren die Milch einrühren. Mit Salz und Muskat abschmecken und solange rühren, bis die Sauce eine cremige Konsistenz hat.

Reisgerichte

Reis sollte, wie in Asien, so gekocht werden, dass das Wasser verkocht bzw. aufgesogen wird, denn nur so bleiben die Vitamine und Mineralien enthalten und landen nicht mit dem Kochwasser im Abfluss.

Grundrezept

1 Teil Reis (je Person ½ Tasse)
2 Teile Wasser
Salz nach Geschmack

Den Reis waschen, im Salzwasser aufkochen und mit aufgelegtem Deckel bei geringer Hitze garen. Vollkornreis benötigt etwa 30–40 Minuten und weißer Reis 10–15 Minuten. Wenn der Reis gar ist, sollte das Wasser verkocht sein.

Reis mit Zwiebeln

2–3 Zwiebeln, geschält
3–4 TL Olivenöl, 1 TL Salz
1 Tasse Reis (je Person ½ kleine Tasse)
2 Tassen Wasser, ¼ TL Pfeffer

Die kleingeschnittenen Zwiebeln in gesalzenem Olivenöl glasig braten. Den Reis, kurz bevor die Zwiebeln gar sind, dazu geben und unter ständigem Rühren anbraten. Mit Wasser ablöschen und mit aufgelegtem Deckel garen. Vor dem Servieren mit Pfeffer abschmecken.

Reispfanne mit Gemüse

Reis separat kochen. Für Curry- oder Safranreis etwas Curry oder Safran in das Kochwasser einrühren, bevor Sie den Reis dazugeben.
Beliebiges Gemüse klein schneiden und in einem Extratopf mit Öl und eventuell nur sehr wenig Flüssigkeit (Wasser, Wein) dünsten.
Den gekochten Reis kurz in Öl braten und das gegarte Gemüse unterrühren.

Tipp siehe folgende Seite →

Tipp:
Je nach Geschmack, eventuell noch etwas Sahne oder Kokoscreme einrühren. Schmeckt köstlich und geht schnell. Besonders lecker finden wir es mit Roter Paprika und weißem Basmati- oder Duftreis.

Gemüsegerichte

- Die Gerichte sind für 3–4 Personen berechnet.
- Ich habe mir runde »Topflappen« mit einem Loch in der Mitte geschneidert, die wir auf den Deckel auflegen. So kann man den Herd auf noch geringere Hitze stellen.
- Die meisten Soßen sind auch für andere Gemüsearten geeignet.
- Eine kleine Menge Fett sollte bei jedem Gemüsegericht dabei sein, damit der Körper die fettlöslichen Vitamine (A, D, E, K) aufnehmen kann. Besonders geeignet und schmackhaft sind: Kürbiskern-, Sesam-, Haselnuss- und Walnussöl und für italienische Gerichte Olivenöl. Ist im Rezept Nussmus enthalten, reicht das darin enthaltene Fett meistens aus.
- Nussmus, vor allem Cashewmus, ersetzt den Schuss Sahne.
- Gemüse bleibt vitaminreicher und damit gesünder, wenn es in Dampf gegart wird. In Haushaltswarenläden gibt es entsprechende Gemüsedünsteinsätze.
- Sollte doch einmal Gemüsekochwasser übrigbleiben, dann niemals weggießen. Etwas hefefreies Gemüsebrühpulver (Naturkostladen) dazugeben für eine leckere Trinkbrühe.
- Getrocknete Gewürze werden aromatischer, wenn sie kurz vor der Verwendung zwischen den Händen fein zerrieben werden. Besser geht es im Mörser.
- Tomatenmark entfaltet erst das volle Aroma, wenn es mindestens 60 Minuten gekocht wird.
- Gemüse lässt sich sehr gut im Wok kochen. Mit einem gebogenen Pfannenheber aus Holz lässt sich das Gargut sehr gut wenden. Wichtig ist nur, dass es ein gusseiserner, dickwandiger Wok ist.
- Zum Zwiebelnbraten das Öl salzen. Sie werden dann glasiger.
- Chinesen salzen das Bratfett für Gemüse, denn es gart dann schneller.
- Reiswein gibt beinahe jedem Gemüse einen »chinesischen« Geschmack. Dafür das Gemüse im Wok oder einer tiefen Pfanne braten, mit Reiswein ablöschen und mit etwas Kartoffelmehl leicht andicken.

Möhren im Möhrensaft

500 g Möhren
0,7 Liter Möhrensaft ohne Zutaten
2 EL Mandelmus oder Haselnussmus
1 EL Distelöl
1 TL Apfelpektin
Salz
½ TL frischer geriebener Ingwer nach Belieben

Die geschabten Möhren klein schneiden, den Ingwer reiben und im Möhrensaft garen. Kurz vor dem Servieren Nussmus, Öl und Apfelpektin mit einem Schneebesen einrühren. Mit Salz abschmecken.
Mit Kartoffeln gekocht, ergibt es einen leckeren Eintopf.

Möhren mit Banane

Der Alkohol im Weißwein verkocht nahezu vollständig. Übrig bleibt nur der Geschmack. Gerade bei Möhren ist gute Qualität wichtig. Kontrolliert biologisch angebaute schmecken besser und halten länger, vor allem, wenn sie ungewaschen sind. Vor allem Kinder lieben dieses Gericht.

500 g Möhren
3 große Tasse Orangen- oder Möhrensaft
1 Tasse Weißwein, Reiswein oder Wasser
3 EL Zitronensaft
2 EL Ahornsirup oder Agavendicksaft
1 EL Distel-/Kürbiskernöl
2 Bananen, 1 EL Apfelpektin
½ kleine Tasse Rosinen oder Weinbeeren
Salz, grüner Pfeffer
je nach Geschmack:
½ TL geriebener Ingwer und 1 Prise Kardamom

Die geschabten Möhren klein schneiden und in Saft und Wein oder Wasser garen. Ingwer und Kardamom mitkochen. Kurz bevor die Möhren gar sind, die Bananen in Stücke schneiden und mitkochen. Mit Apfelpektin andicken und mit Salz und Pfeffer abschmecken, die Rosinen einrühren und zu Kartoffeln oder Reis servieren.

Blumenkohl mit Milchsoße

1 Blumenkohl
½ Liter Milch, Kokoscreme oder Reismilch
3 EL Distelöl
etwa 3 g Guarkernmehl
Muskatnuss
Salz
1 kleine Tasse Sonnenblumenkerne

Den Blumenkohl in Wasser kochen oder im Dünster dampfgaren.
Die Milch in einem Extratopf kochen, mit einem Schneebesen das Guarkernmehl einrühren, mit Öl anreichern, aufkochen lassen, mit Salz und Muskatnuss abschmecken und über den gegarten Blumenkohl gießen.
Die Sonnenblumenkerne in einer Pfanne ohne Fett rösten und darüber streuen.

Broccoli mit gehobelten Mandeln

Die Mandeln werden das Beliebteste am ganzen Essen sein.

500 g Broccoli
Salz
½ Tüte gehobelte Mandeln
3 EL Butter oder Kürbiskernöl

Den Broccoli möglichst im Dünster garen. Die Mandelscheibchen in der gesalzenen Butter vorsichtig unter ständigem Rühren braten und über den gegarten Broccoli geben. Möglichst bald servieren.

Broccoli oder Zucchini mit Tomatenmark

In Tunesien werden viele Gemüsegerichte mit Tomatenmark gekocht. Beliebt sind Eintopfgerichte mit Kartoffeln, Gemüse (z. B. Karotten), Tomaten, Tomatenmark und Suppenfleisch. Gewürzt wird dort mit dem scharfen Harissa, einer Mischung aus exotischen Gewürzen und Rosenpaprika. Vor allem einfache Lokale außerhalb der Touristenzentren haben solche schmackhaften Gerichte. Sie werden nicht mit Mehl angedickt und sind einen Ausflug in ein solches Restaurant wert.

500 g Broccoli oder Zucchini
1 kleines Glas Tomatenmark
5 EL Olivenöl
½ Tasse Wasser oder Weißwein
Salz
Oregano
Rosenpaprika, mild
Rosenpaprika, scharf

Den Broccoli klein schneiden. Das Tomatenmark im Olivenöl kurz anbraten, mit Wasser oder Weißwein ablöschen und 30 Minuten bei sehr geringer Hitze kochen. Broccoli oder Zucchini dazugeben und mit aufgelegtem Deckel garen. Dabei häufig rühren, weil das Gemüse leicht anbrennt. Je weniger Wasser Sie verwenden, desto besser ist der Geschmack.
Mit Salz, Paprika und Oregano abschmecken.

Tomatensoße mit Kapern und Oliven

In guten italienischen Restaurants schmeckt sie ähnlich wie bei diesem Rezept. Besonders lecker sind Oliven und Kapern, wenn Sie in Olivenöl eingelegt wurden.
Oliven dürfen mitkochen, Kapern dagegen nicht.
Im Naturkosthandel finden Sie Kapern, rote und grüne Oliven.

500 g Tomaten, frisch oder aus dem Glas
2 EL Tomatenmark
1–2 Tassen Weißwein
2 EL Olivenöl
10–20 Oliven
2 EL Oregano
1 EL Basilikum
1 TL Rosenpaprika
2 EL Kapern

Alle Zutaten, mit Ausnahme der Kapern, mindestens 60 Minuten bei geringer Hitze zunächst mit, dann ohne Deckel garen. Die Kapern erst kurz vor dem Servieren dazugeben.
Schmeckt zu Kartoffeln, Nudeln, Quinoa, Reis und zu kurz gebratenem Fleisch.

Lauchgemüse

4–6 mittlere Lauchstangen
3 EL Olivenöl
Salz
1 Tasse Wasser oder Reiswein
½ Tasse Cashewkerne

Den Lauch in dünne Scheiben schneiden und waschen. Das gesalzene Olivenöl erhitzen und den Lauch darin unter ständigem Rühren ein paar Minuten braten. Bevor er anbrennt, den Reiswein dazugeben. Der Reiswein darf restlos verkochen.
Kurz bevor der Reis gar ist und noch nicht anbrennt, die Cashewkerne dazugeben.

Tofugerichte

Viele Tofurezepte, auch in anderen Büchern über Tofu, sind glutenfrei. Fragen Sie einfach in der Buchhandlung Ihres Vertrauens nach geeigneter Literatur, vor allem auch nach asiatischen Kochbüchern.
In Naturkostläden, im Reformhaus und in Asialäden bekommen Sie auch frischen Tofu. Er darf nicht sauer riechen.
Aufbewahren müssen Sie ihn im Kühlschrank. Ist er nicht vakuumiert, muss er täglich in frisches Wasser gelegt werden.
In China wird der Tofublock manchmal kurz in Wasser gekocht und erst dann weiter verarbeitet.
Tofu wird großporiger, wenn er tiefgefroren war. Er kann so besser den Geschmack von Gewürzen annehmen, allerdings ist er dann krümeliger. Der Eigengeschmack verändert sich dadurch aber nicht.
Tofu ist schon gar, deshalb können Sie die Bratzeit selbst bestimmen.

Tofu gebacken

Je Person

100 g Tofu, neutral oder geräuchert
3 EL Olivenöl
1 mittlere Zwiebel
Salz

Die gewürfelte Zwiebel in gesalzenem Olivenöl glasig braten. Den Tofu mit kaltem Wasser abwaschen, würfeln und mitbraten. Mit Salz abschmecken und zu Gemüse und Kartoffeln servieren.

Tofu-Hackfleisch

Ebenfalls ein chinesisches Gericht, das aber auch sehr gut zu »deutschen« Kartoffeln schmeckt.

Je Person

150 g Hackfleisch
100 g Tofu, neutral
2 Knoblauchzehen
3–4 EL Bratöl
Salz
Pfeffer (wenn Sie bekommen: Szechuan-Pfeffer)

Das Hackfleisch und den Knoblauch in gesalzenem Öl anbraten. Den gewaschenen Tofu in Würfel schneiden, dazugeben und braten, bis das Hackfleisch durch ist und die Tofustücke braune Stellen haben. Mit Pfeffer abschmecken und zu Reis oder Quinoa servieren.

Lupinengerichte

Lupinen-Tempeh ist noch ein relativ neues Lebensmittel und vor allem im Reformhaus und in Naturkostläden erhältlich.
Lupeh kann man, genau wie Tofu, einfrieren. Es wird allerdings sehr krümelig und lässt sich nicht mehr würfeln.

Lupinen mit Zwiebeln

Je Person

100 g Lupinen-Tempeh
3–5 mittlere Zwiebeln
3–5 EL Olivenöl
Salz
Pfeffer
Peperoni
Rosenpaprika, mild
Rosenpaprika, scharf

Die Zwiebeln in Würfel schneiden und in gesalzenem Olivenöl glasig braten. Das mit Wasser abgespülte Tempeh würfeln und dazugeben. Etwa 5 Minuten braten und mit den Gewürzen scharf abschmecken.
Schmeckt gut zu Kartoffeln, Kartoffelbrei und Gemüse.

Lupinen-Bratlinge

Vor allem für die schnelle Küche sind diese leckeren Bratlinge, die es in verschiedenen Rezepturen gibt, eine praktische Beilage zu Kartoffeln und Gemüse. Kurz aufgewärmt schmecken Sie aber auch auf Butterbrot.

Je Person

1 Lupinen-Tempeh-Bratling
1 TL Basilikum in Olivenöl
1 EL Olivenöl

Der Bratling ist schon gar und muss nur in einer Pfanne mit sehr wenig Fett erwärmt werden. Ohne Fett im Backofen geht es auch, dauert aber länger.
Das Basilikum auf den heißen Bratling streichen.

Lupinen mit Möhren

400 g Möhren
200 g Lupinen-Tempeh
¼ Tasse Olivenöl, Salz
Rosenpaprika, mild oder scharf

Die abgeschabten, in Scheiben geschnittenen Möhren im Olivenöl garen. Dabei häufig rühren und zwischendurch einen Deckel auflegen. Kurz bevor die Möhren gar sind, das abgespülte und gewürfelte Tempeh dazugeben. Mit Salz und Paprika abschmecken.

Lupinen, mit Sesam überbacken

Für 2 Personen

- 200 g Lupinen-Tempeh (z. B. Alberts)
- 5 EL Sesamöl
- ¼ Tasse Sesam
- Salz

Das abgespülte Tempehstück mit Sesamöl bestreichen und in Sesam wälzen. In einem Bräter ohne Deckel 15 Minuten im heißen Ofen garen.
Garen Sie gleichzeitig ein paar kleine Kartoffeln im Ofen, so wird die Energie besser genutzt. Servieren Sie ein Gemüse mit viel Soße dazu.

Fleischgerichte

Braten im Ofen

- 500 g Rinderbraten
- ¼ Tasse Oregano oder Majoran
- ½ Tasse Olivenöl
- 1–2 Knoblauchzehen
- ½ TL Salz
- ½ TL Pfeffer

Den Braten in einen Bräter ohne Deckel legen.
Aus Olivenöl, Kräutern, kleingeschnittenen Knoblauchzehen, Salz und Pfeffer eine Paste machen und damit den Braten einreiben.
Während des Garens den Braten mehrfach mit dem Saft, der entsteht, befeuchten. Das geht am einfachsten mit einem Suppenlöffel. Bei 180 °C etwa 60 Minuten garen. Wenn Sie den Braten innen »blutig« mögen, ist die Garzeit entsprechend kürzer.

Braten mit Trockenobst

Mit diesem Gericht können Sie Gäste begeistern. Das Trockenobst ersetzt die Preiselbeermarmelade und die eingelegte Birne. Das Trockenobst lässt sich auch durch Frischobst ergänzen oder ersetzen. Mit Trockenobst schmeckt die Soße allerdings intensiver.

500 g Rinderbraten oder Wildkeule
0,7 Liter Saft ohne Zucker oder Rotwein
2 Bechertassen Trockenobst gemischt (z. B. Apfel, Pfirsich, Pflaume)
5 getrocknete Feigen, ½ Tasse Rosinen
1–2 Bananen
2 EL Mandelmus
3 EL Zitronensaft
1 EL Honig oder Vollrohrzucker
1 EL Salz
1 TL grüner Pfeffer, gemahlen
1 EL Apfelpektin

Das Fleisch in einen Bräter mit Deckel legen und den Saft dazugießen. Das Trockenobst, die Feigen und die Banane klein schneiden und zusammen mit den Rosinen im Bräter verteilen. Salzen, leicht pfeffern und bei 120 °C den Braten ca. 4–6 Stunden im Backofen mit aufgelegtem Deckel garen.
Die Soße mit dem restlichen Pfeffer, Mandelmus, Zitronensaft und Honig abschmecken und mit einem Schneebesen verrühren. Das Trockenobst ist weich geworden und dickt die Soße etwas ein. Das Apfelpektin nur nach Bedarf mit einrühren. Schmeckt sehr gut zu Kartoffeln oder Quinoa und Möhren.

Frikadellen mit Mandeln

500 g Hackfleisch, 2 Eier
2 kleingeschnittene Zwiebeln
1 kleingeschnittene Knoblauchzehe
2 Tassen Reismehl
je 1 Msp Backpulver und Guarkernmehl
1 EL Majoran, 1 TL Salz
½ TL Pfeffer
1 Tasse Mandelsplitter
Bratfett

Alle Zutaten mit den Händen oder einem Mixer verrühren. Kleine Klöße formen und in einer Pfanne beidseitig braten. Warm zu Kartoffeln und Gemüse oder kalt auf Brot servieren.

Schnelle Gerichte

Es passiert häufig, dass man erst spät nach Hause kommt und keine Lust und Zeit mehr zum Kochen hat. Eigentlich würde man jetzt schnell etwas essen gehen. Da das aber so ohne weiteres glutenfrei nicht mehr möglich ist, hier ein paar schnelle Gerichte.

Reisnudeln mit Mais

Gesamtzeit etwa 12 Minuten

Für 2 Personen

- 200 g Reisnudeln
- 2 EL Tahin oder Cashewmus
- etwa 400 ml Wasser
- 1 Glas Mais
- ½ TL Salz

Das Tahin oder Cashewmus mit einem Schneebesen in das Kochwasser einrühren. Den Mais mit der Flüssigkeit dazugeben und aufkochen. Die Nudeln hinein legen und ohne Deckel bei geringer Temperatur etwa 7 Minuten garen. Das Salz erst kurz vor dem Servieren dazugeben, da sonst der Mais zäh wird.

Chinakohl

Chinakohl schmeckt als Salat und gedünstet. In China ist Chinakohl das wichtigste Gemüse in der kalten Jahreszeit. In vielen Kleinstädten sieht man im Winter »Chinakohlberge« vor der Haustür. Er wird zum Teil direkt auf dem Bürgersteig gelagert. Durch die Kälte hält er sich gut. Die äußeren Blätter werden dann großzügig entfernt und der Kohl wie im folgenden Rezept zubereitet. Da Chinakohl bei uns nicht auf der Straße im Staub gelagert wird, müssen die äußeren Blätter nicht entfernt werden.

Chinakohl, gedünstet

Gesamtzeit etwa 20 Minuten

Für 2 Personen

1 kleiner Chinakohl
¼ Tasse Erdnussöl
1 TL Salz
1 Tasse Weißwein oder besser Reiswein
¼ TL Pfeffer
1 TL Maisstärke oder Kartoffelmehl

Den Chinakohl klein schneiden und waschen. Das Öl in einem Wok, in einer tiefen Pfanne oder im Kochtopf erhitzen und salzen. Den Chinakohl dazugeben und häufig wenden. Den Reiswein dazugeben und mit aufgelegtem Deckel 5 Minuten garen. Den Chinakohl im Topf zur Seite schieben, den Sud mit der Stärke eindicken, mit Pfeffer abschmecken und zu Reis oder Quinoa servieren.

Quinoa mit Broccoli

Gesamtzeit etwa 25 Minuten

Je Person

1 kleine Tasse Quinoa
2 ½ kleine Tassen Wasser
150–200 g Broccoli
1 TL Salz
2 EL Butter

Eine Tasse Quinoa in einen Topf geben, mit der gleichen Tasse Wasser abmessen, dazugeben und salzen. Den Broccoli putzen, klein schneiden und auf die Quinoakörner legen. Sobald das Gericht kocht, den Deckel auflegen und bei geringer Temperatur 15 Minuten garen. Die Butter unterziehen.
Zu Bratwürsten oder Spiegelei servieren.

Reis-Paprikapfanne

Gesamtzeit etwa 20 Minuten

Je Person

½ große Bechertasse weißer Basmatireis
1 große Bechertasse Wasser
1 große Paprika, etwas Öl
Salz, Pfeffer, Rosenpaprika

Den Reis kochen, die Paprika klein schneiden und in einer großen Pfanne mit etwas leckerem Öl dünsten. Die Paprika enthält genug Feuchtigkeit. Sobald der Reis gar ist, diesen unterrühren und mit Salz und Gewürzen abschmecken.

Reis mit Tomaten

Gesamtzeit etwa 15–40 Minuten, je nach Reissorte

Je Person

½ große Bechertasse Reis
1 große Bechertasse Wasser
1 TL Kräutersalz
3 große Tomaten
1 EL Oregano
2 EL Olivenöl
Oliven nach Geschmack

Wasser, Reis und Kräutersalz in einem großen Topf garen. 10 Minuten bevor der Reis gar ist, die in Scheiben geschnittenen Tomaten auf den Reis legen, mit Olivenöl beträufeln, mit Kräutersalz und Oregano bestreuen und bei aufgelegtem Deckel fertig garen.
Umrühren und mit Basilikum in Öl oder eingelegten Oliven servieren.

Eintöpfe

Stephanis Blumenkohl Royal

300 g Naturreis
¾ l Wasser
3 TL Gemüse-Brühpulver, hefefrei (z. B. Würzl)
1 TL Salz

Gemüse
1 großer Blumenkohl
½ TL Salz

Zum Einrühren
2 EL Butter
1 Bund Suppengrün
1 Zwiebel
1 Knoblauchzehe
2 Msp Gemüse-Brühpulver, hefefrei
1 TL Oregano

Zum Übergießen
1 Dose (165 g) Tomatenmark
¼ l Wasser
100 g Gouda (Scheiben)
1 Bund Petersilie oder Schnittlauch

Den Reis waschen, mit Brühe und Salz im Wasser ca. 40–50 Minuten kochen.
Den Blumenkohl in reichlich Wasser, oder besser im Gemüsedünster, halbgar kochen.
In der Butter das Suppengrün, die in Würfel geschnittene Zwiebel und die fein geschnittene Knoblauchzehe braten. Mit Salz und Brühe abschmecken.
Alles in eine Auflaufform schichten. Das Tomatenmark mit dem Wasser verrühren und darüber gießen. Mit Käsescheiben belegen, mit Petersilie oder Schnittlauch bestreuen und bei 225 °C im Backofen 30 Minuten überbacken.

Kartoffeln-Möhren-Eintopf

Der Hauptvorteil ist, dass Sie, nachdem alles im Topf ist, nichts mehr machen müssen. Dieses Gericht gibt es oft bei uns, wenn wir Gäste erwarten, deren Ankunftszeit nicht sicher ist. Sobald das Gericht gar ist, schalte ich den Herd ab und säubere die Küche. Während der Garzeit bereite ich einen Salat vor und decke den Tisch ein. Wenn dann die Gäste vorfahren, stelle ich schnell den Herd an. Bis alle am Tisch sitzen, ist der Eintopf wieder warm.
Die Garzeit richtet sich nach der Größe des Gemüses.

Für 2 Personen

300 g Möhren
200 g Kartoffeln
0,7 l Flasche Möhrensaft ohne Zusätze
1 TL Salz
etwas geriebener Ingwer, je nach Geschmack
1 EL Tahin oder Cashewmus
Pfeffer
1 EL Apfelpektin

Möhren und Kartoffeln schälen, klein schneiden und im Möhrensaft, zusammen mit den restlichen Zutaten, außer dem Apfelpektin, garen. Das fertige Gericht mit Apfelpektin eindicken und zu Salat servieren. Ein passendes Fleischgericht ist der Braten mit Trockenobst.

Eier-Nudel-Auflauf

250 g Hammermühle Nudeln
2 Stangen Porree
1 kleine Zwiebel
200 g Schinkenspeck
4 Eier
⅛ l Milch
Salz, Pfeffer, Muskat
175 g Chester oder Emmentaler, gerieben
½ Bund Petersilie
1 EL Margarine

Zubereitung siehe folgende Seite →

Die Nudeln in Salzwasser bissfest kochen, abgießen, abschrecken und abtropfen lassen.
Den Porree putzen, waschen und in dünne Streifen schneiden. Den Schinkenspeck ebenfalls in dünne Streifen schneiden und ausbraten. Den Porree und die in Ringe geschnittene Zwiebel in Bratfett 5 Minuten dünsten.
Die Eier mit der Milch verquirlen, würzen und mit dem Käse verrühren. Dabei 1 EL Käse zurückbehalten. Die Petersilie waschen und grob zerhacken.
Eine Auflaufform fetten, Nudeln, Gemüse, Speck und Petersilie lagenweise einfüllen, die Eiermilch darüber gießen und mit dem restlichen Käse bestreuen. Im Backofen auf der mittleren Schiene (E-Herd 180 °C, Gas Stufe 2, Heißluft 160–180 °C) etwa 40 Minuten goldbraun backen.

Fertiges Gericht aus dem Ofen

Dieses Gericht ist besonders geeignet, wenn man nicht viel Zeit in der Küche mit der Zubereitung verbringen möchte. Sobald alles im Ofen ist, kann man sich mit anderen Dingen beschäftigen.

Für etwa 4 Personen

- 500 g Hackfleisch
- 1 Ei
- 2 EL Majoran
- 1 TL Salz
- 1 Tasse Reismehl
- 1 Msp Backpulver
- 1 Msp Guarkernmehl
- 500 g Blumenkohl, Möhren, Kohlrabi oder von allem etwas
- 500 g Kartoffeln, in Scheiben oder Würfel geschnitten
- 1 TL Salz
- 2–3 EL Oregano
- 4 große Tomaten
- ¼ Tasse Olivenöl

Das Hackfleisch mit Ei, Majoran, Mehl, Backpulver, Guarkernmehl und Salz verkneten und in die Mitte einer Auflaufform legen.
Das geputzte beziehungsweise geschälte Gemüse und die Kartoffeln darüber häufen, mit Öl bestreichen und mit Salz und Oregano würzen.
Den Bräter mit einem Deckel schließen und im vorgeheizten Backofen bei 180 °C etwa 60–80 Minuten garen.

Pizza

Tomatenpizza

Teig
300 g Reismehl
3 g Guarkernmehl
10 g Trockenhefe
etwa 200 ml Wasser
3 EL Olivenöl
1 TL Salz

Belag
3 EL Tomatenmark
2 Tomaten
4–6 große Scheiben Gouda oder Edamer
1 EL Basilikum
1 TL Kräutersalz

Mehl, Guarkernmehl, Hefe, Salz, Wasser und Olivenöl zu einem Teig verarbeiten und 1 Stunde an einem warmen Ort aufgehen lassen.
Den Teig in einer Kuchenspringform ausbreiten und mit Tomatenmark bestreichen. Die Tomaten in Scheiben schneiden, auf der Pizza verteilen und mit Käse bedecken. Mit Kräutersalz und Basilikum bestreuen und in den kalten Backofen stellen. Den Backofen nach 15 Minuten auf 200 °C stellen und 20 Minuten backen.
Natürlich lässt sich diese Pizza nach Belieben mit anderen Zutaten, z. B. Pilzen, Salami usw., belegen.

Gemüsekuchen

Teig
500 g Reis und Buchweizen, gemahlen, s. Seite 85
5 g Guarkernmehl
20 g Trockenhefe
etwa 400 ml Wasser
5 EL Olivenöl
1 TL Kräutersalz

Belag
3 große Zwiebeln
3 EL Olivenöl
1 Prise Salz
3 kleine Zucchini
1 kleiner »Strauß« Broccoli
4 große Tomaten
4 EL Tomatenmark
3 EL Basilikum
1 EL Oregano
6–8 Scheiben Gouda oder Edamer
Kräutersalz

Mehl, Guarkernmehl, Hefe, Wasser, Öl und Salz zu einem Teig verarbeiten und 1 Stunde an einem warmen Ort aufgehen lassen.
Die Zwiebeln in leicht gesalzenem Olivenöl anbraten und das restliche Gemüse, außer den Tomaten, dazugeben. Einen Deckel auflegen und häufig umrühren. Das halbgare Gemüse abkühlen lassen.
Den Pizzateig auf einem Backblech ausbreiten und mit Tomatenmark bestreichen.
Das Gemüse auf dem Teig verteilen, mit Tomatenscheiben belegen, mit Kräutersalz, Oregano und Basilikum würzen und mit Käse belegen.
Das Backblech in den kalten Backofen schieben und erst nach 15 Minuten auf 200 °C einschalten. Den Gemüsekuchen nach etwa 30 Minuten zu einem frischen Salat servieren.

Babykost

Kartoffel-Gemüsebrei

Kartoffeln
Gemüse
Salz
Distel- oder Mandelöl oder Mandelmus

Gemüse und Kartoffeln klein schneiden und zusammen im Gemüsedünster garen. Mit ein paar Tropfen Speiseöl oder etwas Mandelmus zerdrücken und mit ganz wenig Salz abschmecken.

Quinoabrei

½ Tasse geschrotetes Quinoa
1 Tasse Reismilch
1 winzige Prise Salz
2 EL Rosinen oder Weinbeeren, feingehackt

Das Quinoa in der Getreidemühle grob mahlen (geschrotet), in Reismilch 10 Minuten garen und mit gehackten Rosinen oder Korinthen süßen.

Quinoabrei mit Mandelmus

½ Tasse geschrotetes Quinoa
1 Tasse Reismilch
1 winzige Prise Salz
1 TL Mandelmus

Das Schrot in der Reismilch garen und mit Mandelmus abschmecken.

Möhrenbrei

2–3 Möhren aus biologischem Anbau
1 große Tasse Wasser
1 TL Cashewmus
1 kleine Prise Salz

Die geschälten Möhren klein schneiden und in Wasser garen. Mit einer Gabel zerdrücken und mit Cashewmus und Salz abschmecken.

Nachspeisen

Quinoa, gesüßt

1 Tasse Quinoa
2 Tassen Milch
2 EL Vollrohrzucker
1 EL Cashewmus
¼ Tasse Rosinen oder Weinbeeren
1 Prise Salz

Das Cashewmus mit einem Schneebesen in Milch auflösen. Das Quinoa in der Milch bei geringer Hitze garen. Die Prise Salz, den Zucker und die Rosinen oder Weinbeeren unterziehen und warm mit einer Puddingsoße servieren.

Pudding

1 Päckchen Puddingpulver
½ Liter Milch
1 Banane
2 EL Rohrzucker oder Honig

Das Puddingpulver in einer kleinen Milchmenge auflösen, den Rest der Milch zum Kochen bringen und den Herd abschalten. Das aufgelöste Puddingpulver eingießen und dabei mit einem Schneebesen rühren. Die Banane mit einer

Gabel zerdrücken, schaumig schlagen und unterziehen. Mit Zucker oder Honig abschmecken und kalt oder warm servieren.

Pudding mit Cashewmus

1 Päckchen Puddingpulver
½ Liter Milch
2 EL Cashewmus
3 EL Vollrohrzucker oder Honig

Das Puddingpulver in einer kleinen Milchmenge auflösen, den Rest der Milch zum Kochen bringen und den Herd abschalten. Das Cashewmus mit einem Schneebesen einrühren, das aufgelöste Puddingpulver eingießen und dabei mit einem Schneebesen umrühren. Mit Zucker oder Honig abschmecken und kalt oder warm servieren.

Grütze

500 ml geschmacksintensiver Saft (z. B. Johannisbeere)
100 g Tapioka oder Perlsago
Honig oder Vollrohrzucker je nach Zuckergehalt des Saftes

Den Saft mit dem Tapioka oder Perlsago (auf Glutenfreiheit achten) 5 Minuten köcheln, mit Honig oder Zucker abschmecken und kalt servieren.

Gebratene Banane

1 Tasse kristalliner Rohrzucker
2 Bananen
½ Tasse Zitronensaft

Den Zucker in einer Pfanne unter ständigem Rühren bei hoher Hitze auflösen. Sobald der Zucker vollständig aufgelöst ist, mit Zitronensaft ablöschen. Zunächst klumpt der Zucker. Nach wenigen Minuten Kochzeit wird eine zähe Masse daraus, in der die längs halbierten Bananen gegart werden. Wer es besonders festlich machen möchte, kann das Ganze am Tisch noch flambieren.

Bananen aus dem Ofen

Bananen mit Schale
Zitronensaft
Ahornsirup

Die Bananen mit geschlossenen Schalen auf ein Backblech legen und im Ofen bei 200 °C backen, bis sie aufplatzen und weich sind. Die Backzeit richtet sich nach der Größe der Bananen.
Schälen, mit Zitrone und Ahornsirup beträufeln und noch warm servieren. Schmeckt göttlich zu Pudding oder Eiscreme.

Süße Soßen

Bananensoße mit Milch

½ Liter Milch, Reismilch oder Kokoscreme
2 große oder 3 kleine Bananen
1 EL Honig oder Ahornsirup

Die Bananen mit einem Mixer pürieren, schaumig schlagen und die Milch dazugießen. Mit Honig abschmecken und leicht gekühlt servieren.

Puddingsoße mit Banane

½ Liter Milch
½ Päckchen Puddingpulver
1 Banane
1 EL Mandelmus
2 EL Rohrzucker

1 kleine Tasse Milch entnehmen und das Puddingpulver darin auflösen. Den Rest der Milch aufkochen und das Mandelmus mit einem Schneebesen einrühren. Sobald die Milch kocht, den aufgelösten Pudding einrühren und nach einer Minute vom Herd nehmen.

Die Banane mit einer Gabel zerdrücken, cremig rühren und in den Pudding einrühren. Mit Vollrohrzucker abschmecken und kalt oder warm servieren.

Eiscreme

Wer gerne Eiscreme isst, sollte über die Anschaffung einer Eismaschine nachdenken. Man kann Eiscreme aber auch in der Kühltruhe herstellen. Dabei muss zunächst alle 5 Minuten und später alle 15 Minuten gerührt werden, da sonst das Eis kristallisiert. Zum Süßen ist Honig nicht geeignet, da er – genau wie Apfel- und Birnendicksaft – an Geschmack verliert und hart wird. Geeignet ist Agavendicksaft, Ahornsirup und jeder Zucker, wobei Vollrohrzucker oder Ursüße zu bevorzugen sind.

Schnelles Fruchteis

Tiefkühlfrüchte
Kokoscreme, Sahne oder Milch
Agavendicksaft, Ahornsirup oder Zucker

Den Früchten im gefrorenen Zustand etwas Kokoscreme oder Sahne zufügen und sie mit einem Pürierstab zu einer Softeiscreme verarbeiten. Das Rezept ist beliebig variabel, geht schnell und ist lecker. Die Menge des Süßmittels richtet sich nach den Früchten.

Tropen-Reigen-Softeis

1 Flasche Saft aus tropischen Früchten
Agavendicksaft, Ahornsirup oder Zucker

Beide Zutaten verrühren, abschmecken und unter häufigem Rühren einfrieren oder in einer Eismaschine verarbeiten. Bei den meisten Säften ist allerdings ein Süßmittel nicht nötig.

Johannisbeereiscreme

1 Flasche Johannisbeersaft oder Waldfruchtsaft
1 kleine Tasse Kokoscreme oder Sahne
Agavendicksaft, Ahornsirup oder Zucker

Alles verrühren, abschmecken und unter häufigem Rühren einfrieren oder in einer Eismaschine verarbeiten.

Bananen-Eis

½ Liter Milch
2 Bananen
3 EL Vollrohrzucker

Die Bananen mit einer Gabel zerdrücken, cremig schlagen und mit der Milch vermischen. Mit Zucker abschmecken und unter häufigem Rühren einfrieren oder in einer Eismaschine verarbeiten.

Fruchteis

2 Tassen Erdbeeren oder Himbeeren
1 Banane
½ Tasse Saft
Vollrohrzucker nach Geschmack

Alle Zutaten, außer dem Zucker, im Mixer pürieren, mit Zucker abschmecken und unter ständigem Rühren einfrieren oder in einer Eismaschine verarbeiten.

Getränke

Sojabohnenkaffeemehl

500 g Gelbe Sojabohnen
2 Liter Wasser

Die Sojabohnen in reichlich Wasser 12 Stunden einweichen. Das Wasser abgießen und die Bohnen auf einem tiefen Backblech verteilen. Bei 200 °C im leicht geöffneten Backofen etwa 40–60 Minuten rösten. Dabei mehrfach die Bohnen verrühren. Sobald sie hellbraun sind, sollten Sie sich lieber vor den Ofen setzen, denn sie können schnell zu dunkel werden. Der Kaffee schmeckt dann zu bitter. Die Bohnen sollten die Farbe von Milchschokolade haben.
Sobald sie erkaltet sind, mit einer Kaffeemühle mahlen und in einer Dose aufbewahren.

Kinderkaffee aus Sojabohnen

3–4 gehäufte EL Sojakaffee, gemahlen
1–2 TL Carob- oder Kakaopulver
1 Liter Wasser
1 Becher Milch
Zucker oder Honig nach Geschmack

Kaffee und Carob direkt in eine Kanne geben und mit kochendem Wasser übergießen. Nach 5 Minuten rühren, damit der Satz nach unten sinkt. Mit Milch und Zucker abschmecken.

Milchmixgetränke

Milch, Reismilch
Früchte nach Belieben
Birnendicksaft, Apfeldicksaft, Ahornsirup oder Agavendicksaft

Die Früchte pürieren und dabei die Milch langsam dazugießen, abschmecken und gekühlt servieren.

Mandeltrunk

1 Teil Mandeln
2 Teile abgekochtes kaltes Wasser
Agavendicksaft, Honig oder Ahornsirup

Die Mandeln zum Schälen mit heißem Wasser überbrühen und nach wenigen Minuten die Schale abstreifen.
Die so geschälten Mandeln mit dem kalten Wasser übergießen und 12 Stunden in den Kühlschrank stellen. Beides im Mixer pürieren und durch ein Haarsieb gießen. Damit auch die feinen Mandelstücke ausgesiebt werden, einfach noch einmal durch ein Stoffteesieb gießen. Mit sauberen Händen die Mandelreste im Teesieb auswringen.
Nach Geschmack süßen und kalt servieren. Mandeltrunk hält sich nur 1–2 Tage im Kühlschrank, muss also bald getrunken werden.

Grillen

Natürlich können Sie Fleisch grillen oder Bratwürstchen ohne Gluten. Aber kennen Sie auch die nachfolgenden Rezepte?

Kartoffeln

Kartoffeln
Alufolie
Butter, Speiseöl
Salz oder Kräutersalz
Rosmarin nach Geschmack

Möglichst kleine, festkochende Kartoffeln in Alufolie wickeln und in die glühende Kohle legen. Mit einem Messer prüfen, ob sie gar sind, und mit Butter und Kräutersalz essen. Sehr gut schmeckt es auch, wenn Sie die Kartoffeln grob würfeln, das Fett, Rosmarin und das Salz darüber verteilen und portionsweise in Alufolie einpacken. Nach dem Garen auf der Kohle schmecken diese Kartoffeln besonders köstlich.

Aubergine

Aubergine
Kräutersalz

Die ganze Aubergine direkt in die Glut legen und mehrfach wenden. Sie wird schwarz und weich. Die verkohlte Schale entfernen und mit Kräutersalz genießen. Schmeckt wunderbar zu Kartoffeln.

Bananen

Die Bananen mit Schale einfach in die heiße Glut legen. Sie platzen nach wenigen Minuten auf, werden weich und schmecken geschält göttlich.

Frikadellen

500 g Gehacktes (Hackfleisch)
2 Eier
1 Tasse Paniermehl (Hammermühle)
2 EL Majoran, 1 EL Salz
2 Zwiebeln
2–5 Zehen Knoblauch

Die Zwiebeln und den Knoblauch klein schneiden und zusammen mit den restlichen Zutaten vermengen. Kugeln formen, flachdrücken und auf einem Gitterrost beidseitig grillen.

Geflügel

Hähnchen- oder Putenstücke
Salz, Rosenpaprika
Curry nach Geschmack

Das Geflügel salzen und auf dem Grill beidseitig braten. Vor dem Servieren mit Rosenpaprika und Curry würzen und mit einer gegrillten Banane und Kartoffeln genießen.

Temperaturen und Abkürzungen

Temperaturvergleichstabelle

Elektroherd	180 °C	200 °C	210 °C
Heißluftherd	160 °C	170 °C	180 °C
Gasherd, Stufe:	2	2–3	3–4

Abkürzungen

EL	Eßlöffel
g	Gramm
l	Liter
ml	Milliliter
Msp	Messerspitze
TL	Teelöffel

Minilexikon Lebensmittel

Agar Agar: glutenfreies Verdickungsmittel aus getrockneten Rotalgen
Agavendickaft: aus der mexikanischen Agave gewonnener süßer Saft.
Ahornsirup: Blutungssaft des kanadischen Zuckerahornbaums
al dente: mit Biss gekocht
Apfeldicksaft: glutenfreier konzentrierter Apfelsaft
Arrowroot/Pfeilwurzelmehl: Glutenfreies, geschmacksneutrales Verdickungsmittel
Basmati: besonders aromatischer Reis aus Indien
Biobin: glutenfreies Verdickungsmittel aus Guarkernmehl und Johannisbrotkernmehl
Birnendicksaft: glutenfreier konzentrierter Birnensaft
Brottrunk: milchsauer vergorenes Getreidegetränk
Daikon: weißer, getrockneter oder glutenfrei eingelegter Rettich
Darren: im Backofen Getreide bei etwa 70 °C trocknen
Demeter: biologisch dynamischer Anbau und mit Kompost gedüngt und nach Aussaatkalender angebaut. Strenge Kontrolle durch den Demeter-Bund
Dinkel: ist eine Weizenform. Unreif geerntet wird er Grünkern genannt
Dörren: Trocknen von Lebensmitteln
Duftreis: besonders aromatischer Reis aus Indien
Einkorn: Altes, weizenähnliches, glutenhaltiges Getreide
E-Nummer: Zusatzstoffe
Emulgator: verbindet Wasser und Fett und kann Gluten enthalten
Fruchtkaffee: aus Getreide und Früchten hergestellter glutenhaltiger Kaffee-Ersatz
Fruchtriegel/Fruchtschnitte: eine aus Trockenfrüchten, Honig, Samen und Nüssen hergestellte Süßigkeit meist ohne Milchprodukte
Gomasio (Sesamsalz): gerösteter Sesam geschrotet mit Meersalz
Grünkern: unreifer Dinkel
Guarkernmehl: glutenfreies Verdickungsmittel aus den Kernen des tropischen Guajavebaums

Kamut: Altes, weizenähnliches, glutenhaltiges Getreide
kbA: kontrolliert biologischer Anbau. Kontrolliert von einem Verband
Kokoh: Mischung aus pulverisierten, gedarrten, glutenhaltigen Getreidearten
konventionell angebaut: nicht unter biologischen Gesichtspunkten angebaut
Kräutersalz: Mischung aus verschiedenen Gewürzen und Kochsalz. Im Naturkosthandel und Reformhaus erhältliche Kräutersalze sind meistens glutenfrei
Kuzu/Kouzou: glutenfreies Verdickungsmittel aus der asiatischen Kuzupflanze
Kwasz/Kwas/Kwaß: milchsauer vergorenes glutenhaltiges Brotgetränk (aus Brot oder Mehl)
Lupine: Samen der weißen oder gelben Lupine (siehe auch Tempeh)
Makrobiotik: vom Zen-Buddhismus geprägte japanische Ernährungsform und Lebensphilosophie
Meeresgemüse: glutenfreie Algen
Miso: milchsauer vergorenes, glutenhaltiges Getreide mit Sojabohnen und Salz
Natto: glutenfreie fermentierte Sojabohnen
Neuform: Qualitätssiegel deutscher Reformhäuser
Nigari: glutenfreies Bittersalz. Wird zur Herstellung von Tofu verwendet
Nori: glutenfreier zubereiteter Seetang
Okara: entsteht bei der Herstellung von Tofu und ist glutenfrei
Pesto: Kräuterspezialität aus Italien mit Käse
Reisdrink: milchartiges, glutenfreies Getränk aus Reis
Rote Liste: Medikamentenliste
Sago/Perlsago: aus Weizen, Sago- oder Brennpalme gewonnenes Verdickungsmittel
Sojasprossen: gekeimt aus grünen Mungbohnen (eine Sojabohnenart)
Tahin: glutenfreies Sesammus
Takuan: in Reiskleie und Salzwasser gegorener glutenfreier Rettich
Tapioka/Manioka: aus der Wurzel des Maniokastrauchs gewonnenes glutenfreies Verdickungsmittel
Tempeh: Fermentationsprodukt aus Sojabohnen oder (als regionale Alternative) aus Süßlupinensamen. Ein guter Ersatz für Fleisch.
Tofu/Sojakäse/Sojaquark: wird aus Sojatrunk hergestellt und ist glutenfrei
Ursüße: getrockneter, glutenfreier Zuckerrohrsaft
Vanille: glutenfreie echte Vanille
Vanillin: synthetische Vanille

vegetarisch: ohne Fleisch, **genauer:**

laktovegetabil: ohne Fleisch, Fisch und Ei; Milchprodukte werden gegessen

ovolaktovegetabil: ohne Fleisch und Fisch; Milchprodukte und Eier werden gegessen

vegan: ohne jegliche Tierprodukte, auch ohne Honig

Yannoh: glutenhaltiger Kaffee-Ersatz

Medizinische Fremdwörter

Damit Sie es beim Lesen von ärztlichen Berichten etwas leichter haben, nachfolgend einige medizinische Ausdrücke, welche die Zöliakie bzw. die Verdauung betreffen können. Manche Worte können sowohl mit »C« als auch mit »K« geschrieben werden.

Abdomen: Bauch, Bauchhöhle
Absorption: Aufnahme aus der Nahrung freigesetzter Bestandteile im Dünndarm nach Verdauung
...algie: Schmerz
alimentär: durch Nahrung hervorgerufen
Allergen: Allergieauslöser
Analfissuren: Risse am After
Anämie: Blutarmut
Anamnese: Krankenvorgeschichte
Anomalie: geringgradige Entwicklungsstörung
Anorexie: Appetitlosigkeit
ante...: Wortteil: vor
anterior: vorderer
Antikörper: zum Abwehrsystem produzierter Abwehrstoff
Apathie: Teilnahmslosigkeit
Aphasie: Sprachstörung
Aphte: Geschwür im Mund
Aplasie: Fehlende Ausbildung eines Organs
Appendix: Wurmfortsatz/Blinddarm
applizieren: anwenden, verabreichen/Arznei anbringen
Assoziation: Zusammenlagerung, Verbindung, Verknüpfung
Asthenie: Kräfteverfall
Ataxie: Greifschwäche
Ätiologie: Ursache/Krankheitsursache
Atonie: Erschlaffung

Atrophie: Zurückbildung
Auskultation: Abhorchen der Körpergeräusche
Auto…: Wortteil: selbst
benigne: gutartig
Bilis: Galle
Biopsie: Entnahme von Gewebe beim Lebenden
caudal: nach unten gelegen
Cancerose: Krebsentstehung
Chol: Galle
Chromosom: Träger von Erbinformationen
Colitis: Dickdarmentzündung
Colon: Dickdarm
DD: Differential Diagnostik: von anderen Krankheiten unterscheiden
Decalcifikation: Entkalkung
Defäkation: Darmentleerung
Dermatitis: entzündliche Hautreaktion
dexter: rechts
Diagnose: Erkennung und Benennung einer Krankheit
Diarrhoe: Durchfall
Disposition: Veranlagung/Erkrankungsbereitschaft
distal: von der Rumpfmitte entfernt liegend
Divertikel: Dickdarmwandausstülpung
Dolor, dolent: Schmerz, schmerzhaft
dorsal: rückenwärts, hinten
Duodenum: oberer Dünndarmabschnitt (Zwölffingerdarm)
Dys….: Wortteil für krankhafte Störung eines Zustandes oder einer Funktion/ Miss…, Un….
Dyspepsie: Verdauungsstörung
Dysphagie: Schluckstörung
Dysplasie: Fehlbildung
Dystrophie: Fehlernährung (eines Organs)
endogen: im Körper selbst entstehend
enteral: in Bezug auf den Darm
Enteritis: Darmentzündung
Epigastrium: Magengegend
Eructatio: Rülpser
essentiell: lebensnotwendig, muss zugeführt werden
Eutrophie: guter Ernährungszustand (eines Organs)
exogen: von außen
Faeces: Stuhl

Flatulenz: Blähungsbeschwerden
Flatus: Blähung
Flexura: Dickdarmbiegung
Follikel: kleiner Schlauch/Bläschen; in Darmwand: Lymphknötchen
Gaster: Magen
gastrointestinal: den Verdauungstrakt betreffend
Genese: Entstehung
Häma: Blut
Hämogramm: Blutbild
Hepar/Hepat: Leber
Heredität: Erblichkeit
Histo: Gewebe
Hyper...: Wortteil: viel
Hyperglycämie: Blutzucker zu hoch
Hypo...: Wortteil: wenig
Hypoglycämie: Blutzucker zu niedrig
Hypoplasie: Unterentwickelt
iatrogen: durch Arztverschulden
ideopatisch: Keiner weiß warum
Ileum: unterer Dünndarmabschnitt/Krummdarm
Ileus: Darmverschluss
Immunität: angeborene oder erworbene Abwehrkraft gegen Krankheitserreger
Indikation: bestimmtes Heilverfahren anwenden
inferior: weiter unten gelegen
inflammatorisch: entzündlich
Inneres Milieu: konstant zu haltende Bedingungen im Körperinneren
Insuffizienz: unzureichende Funktionstüchtigkeit
intermittierend: wiederholt auftretend
Interstinum: Verdauungstrakt
irreversibel: unwiderruflich
ischämisch: nicht durchblutet, unter Sauerstoffmangel leidend
...itis: Wortteil: Entzündung
Jejunum: mittlerer Dünndarmabschnitt/Leerdarm
Kachexie: Körperverfall
Karzinom: bösartiger Tumor
kaudal: unten
kausal: ursächlich
Kerckring Falten: quer zur Längsachse des Dünndarms verlaufende Falten
Kolitis: Entzündung des Dickdarms
Kolon: Dickdarm

kongenital: angeboren
Konstitution: Summe körperlicher und psychischer Eigenschaften
kranial: oben
Läsion: Schädigung, Verletzung, Zerstörung
lateral: seitwärts
Letalität: Sterblichkeit bei einer Krankheit
Leukozyten: weiße Blutkörperchen
Leukozytose: Vermehrung weißer Blutkörperchen
Lien: Milz
lipophil: fettlöslich
Lobus: Leber
Lymphozyten: zu den weißen Blutkörperchen gehörende Abwehrzellen
Lyse...: Wortteil: Zerfall
Malabsorption: schlechte/r Resorption/Abbau
maligne: bösartig
medial: mittelwärts
Metabolismus: Stoffwechsel
Metastasen: Fernbildung von Geschwüren
Meteorismus: aufgeblähter Bauch
Miasma: unbekannte Auslöser/krankhafte Schädlichkeit
motorisch: die Bewegung betreffend
Mucosa: Schleimhaut
Mundwinkelrhagaden: Risse im Mundwinkel
Nausea: Übelkeit
Obstippation: Verstopfung
Ödem: pathologische Flüssigkeitsansammlung im Zwischengewebe
Oesophagus: Speiseröhre
orale Gabe: in den Mund einnehmen
Palpation: Tastuntersuchung
Pankreas: Bauchspeicheldrüse
Papillone: gutartige Zottengeschwülste
parenteral: unter Umgehung der Verdauung
Pathogenese: Krankheitsentstehung
Pathologie: Lehre von den Krankheiten
Pathophysiologie: Lehre von krankhaften Lebensvorgängen/gestörten Funktionen.
...pathie: Wortteil: Krankheit/Leiden
Peritoneum: Bauchfell
Perkussion: Beklopfen der Körperoberfläche
Phagie: Nahrungsaufnahme

Physiologie: Lehre von normalen (gesunden) Körpervorgängen.
physiologisch: normal
Poese: Entstehung
Poly: vielfach/zahlreich
Polyphagie: übermäßig essen
Post...: Wortteil: nach
posterior: hinterer
praedisponiert: vorbelastet
Prae...: Wortteil: vor
Praekanzerose: Vorstufe Krebs
primär: erstrangig
Prognose: zu erwartender Krankheitsverlauf
Proliferation: Wiederaufbau
Protein: Eiweiß
proximal: zur Rumpfmitte hin
Pruritus: Hautjucken
Psoriasis: Schuppenflechte
Pylorus: Pförtner, Magenausgang (zwischen Magen und Zwölffingerdarm)
Pyrosis: Sodbrennen
Rectum: Mastdarm
Reflux, reflure: Rückfluss, zurückfließen
Regurgieren: dauerhaftes Würgen
Ren: Niere
Resistenz: Widerstandsfähigkeit
Resorption: Aufnahme und Durchtritt der Nahrungsbausteine durch die Dünndarmschleimhaut, nachdem sie verdaut sind
Retentio/Retension: Zurückhaltung
Rezidive: Wiederauftreten
Rumination: Aufstoßen
Sedativa: Beruhigungsmittel
sekundär: zweitrangig
sinister: links
...stase: Wortteil: Stillstand
Steatorrhoe: Fettdurchfall/Fettstuhl
Stenose: Öffnungsstörung
Stoma: Mund
Stomachus: Magen
Stomatitis ulcerose: Mundfäule
Stomatitis: Mundschleimhautentzündung
Stupor: Willensverlust

superior: oben
supra: oberhalb von
supstituieren: zuführen von künstlicher Substanz
Symbiose: Zusammenleben von artverschiedenen Organismen
Symptom: Krankheitszeichen
Syndrom: Gruppe von Krankheitszeichen
Tenesmen: Stuhldrang ohne Gang
terminal: am Ende von ...
Trophik: Ernährungszustand
ubiquitär: überall
Ulcus: Geschwür
ventral: bauchwärts, vorn
Vertigo: Schwindel
Vesca fellea: Gallenblase
Villi intestinal: Darmzotten
visceral: zu den Eingeweiden gehörend
Volvulus: Darmverschlingung
Vomitus: Erbrechen

Adressen

Selbsthilfegruppen

Zöliakie/Sprue

Deutsche Zöliakie-Gesellschaft
Kupferstr. 36
D70565 Stuttgart
www.dzg-online.de

IG Zöliakie der Deutschen Schweiz
Altenbergstr.29
CH-3000 Bern 8
www.zoeliakie.ch

Österreichische Arbeitsgemeinschaft Zöliakie
Anton-Baumgartner-Str, 44/C5/2302
A-1230 Wien
www.zoeliakie.or.at

Allergien

Allergie- und Asthmabund e.V.
An der Eichesmühle 15-19
D-41061 Mönchengladbach
www.daab.de

aha! Allergiezentrum Schweiz
Scheibenstrasse 20
CH-3014 Bern
www.aha.ch

Österreichische Lungenunion (ÖLU)
Obere Augartenstraße 26–28
A-1020 Wien
www.lungenunion.at

Wenn Sie weitere Selbsthilfegruppen suchen, wenden Sie sich an:
NAKOS – Nationale Kontakt- und Informationsstelle zur Anregung und Unterstützung von Selbsthilfegruppen
Otto-Suhr-Allee 115
D-10585 Berlin-Charlottenburg

Für die Schweiz: www.selbsthilfeschweiz.ch
Für Österreich: www.selbsthilfe.at

Fachgeschäfte

Die nächstliegende Anlaufstelle ist der örtliche Handel. Scheuen Sie sich nicht zu fragen, ob etwas für Sie bestellt werden kann. Sie sparen auf jeden Fall die Versandkosten und haben einen sachkundigen Ansprechpartner.
In Naturkostläden und Reformhäusern bekommen Sie die für Sie geeigneten Lebensmittel, die gegebenenfalls auch sicherlich für Sie bestellt werden.
Anzeigen und Adressen von Gaststätten, die glutenfreie Kost anbieten, finden Sie in der Mitgliederzeitschrift der Deutschen Zöliakiegesellschaft »DZG AKTUELL« (Adresse bei den Selbsthilfegruppen).

Die Website der Autorin bietet weiterführende Informationen zur glutenfreien Ernährung:
www.nora-kircher.de

Informationen über Kochbücher, Diätbücher und Gesundheitsratgeber finden Sie auf der Internetpräsenz des Hädecke Verlags www.hädecke.de sowie in Ihrer Buchhandlung, in der Sie individuell und kompetent beraten werden.

Auch die Hersteller und Spezialversender erteilen nähere Auskünfte über ihre Produkte und Angebote (z. B. auch über Inhaltsstoffe). Hier eine Auswahl:

Mehlmischungen

3 Pauly Reform- und Diät-GmbH
Haus Rabenhorst O. Lauffs GmbH & Co. KG
Rabenhorststraße 1
D-53572 Unkel
www.3pauly.de

Alberts Lupinenprodukte
c/o purvegan GmbH
Bahnhofstraße 29
67305 Ramsen
www.purvegan.de

Dr. Schär Stammhaus:
Dr. Schär AG / SPA
I-39014 Burgstall / Postal
In Deutschland:
Dr. Schär Deutschland GmbH
Simmerweg 12
D-35085 Ebsdorfergrund
www.schaer.com

Naturkornmühle Werz GmbH & Co. KG
Stäffeleswiesen 28/30
D 89522 Heidenheim
www.werz.bio

Seitz glutenfrei GmbH
Eschenwasen 7
D-78549 Spaichingen
www.seitz-glutenfrei.de

Minderleinsmühle
Minderleinsmühle 1
D-91077 Neunkirchen
www.minderleinsmuehle.de

Hammermühle
Hauptstr. 181
D-67489 Kirrweiler
www.hammermuehle.de

Spezial-Diät-Bäckerei Poensgen GmbH
Nothberger Straße 68
52249 Eschweiler
www.poensgen-brot.de

Bäckerei Delfs GmbH
Constantinstr. 11
D-30177 Hannover
www.delfs-brot.de

Danksagung

Für die Unterstützung danke ich all den Seminarteilnehmer/innen, die mir Anregungen gegeben und durch ihre Fragen meine Phantasie angeregt haben.
Für Rezepte danke ich Antje Eggers, Stephani Heuer, Ingrid Hennies, Brigitte Timme und Peter Dannhauer.
Die Firmen Delfs, 3 Pauly, Dr. Schär, Hammermühle und Minderleinsmühle haben mir freundlicherweise einige Rezepte mit ihren Mehlen überlassen.

Eigene Notizen

Eigene Notizen

Eigene Notizen

In derselben Reihe erschienen:

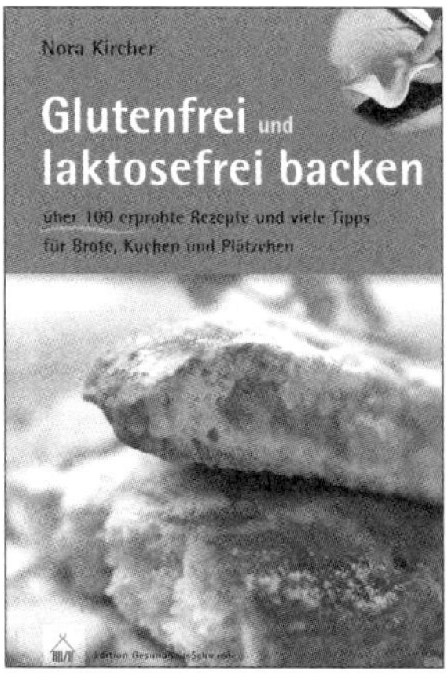

Glutenfrei und
laktosefrei backen
von Nora Kircher

Über 100 erprobte Rezepte und viele Tipps für Brote, Kuchen und Plätzchen
117 Seiten, ISBN 978-3-7750-0716-0

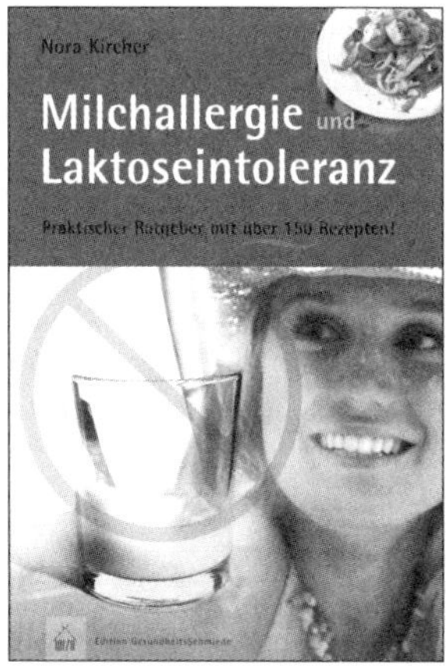

Milchallergie und Laktoseintoleranz
von Nora Kircher

Praktischer Ratgeber mit über 150 Rezepten
175 Seiten, ISBN 978-3-7750-0710-8

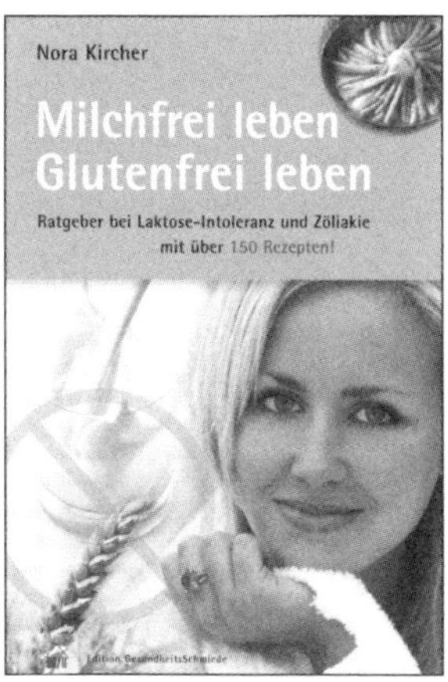

Milchfrei leben
Glutenfrei leben
Von Nora Kircher

Ratgeber bei Laktoseintoleranz und Zöliakie – mit über 150 Rezepten
128 Seiten, ISBN 978-3-7750-0711-5

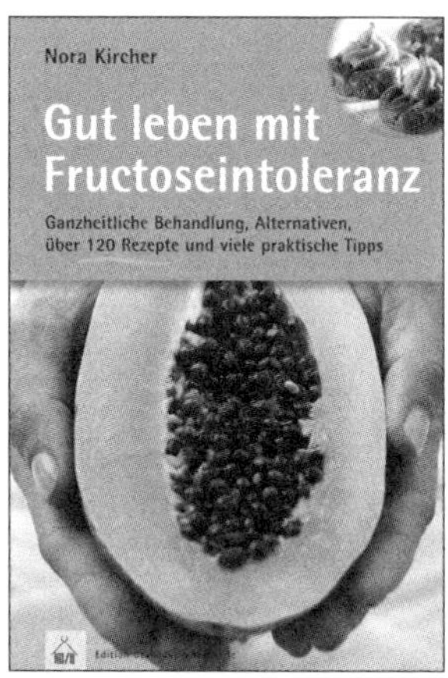

Gut leben mit Fructoseintoleranz
von Nora Kircher

Ganzheitliche Behandlung
über 120 Rezepte
174 Seiten, ISBN 978-3-7750-0717-7

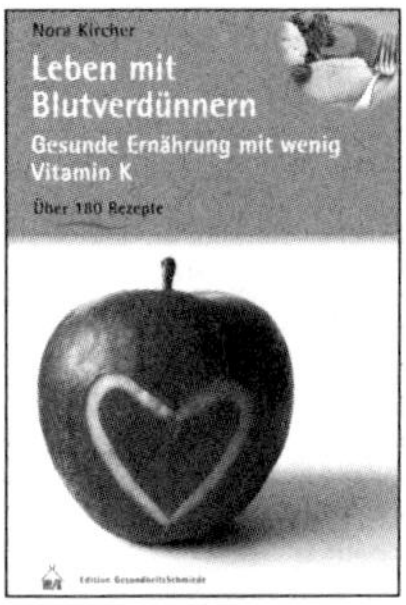

Leben mit Blutverdünnern
von Nora Kircher

Gesunde Ernährung mit wenig Vitamin K
über 180 Rezepte
179 Seiten
ISBN 978-3-7750-0715-3

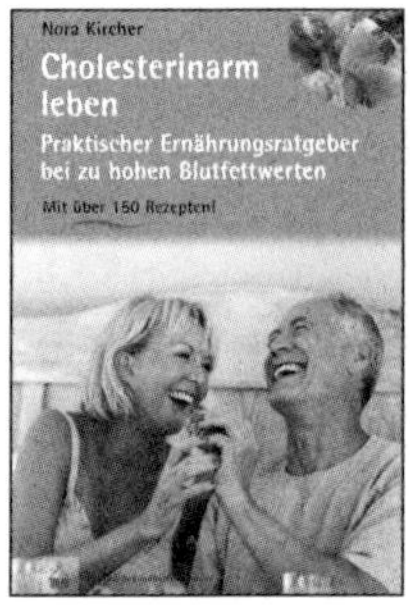

Cholesterinarm leben
von Nora Kircher

Praktischer Ernährungsratgeber bei zu hohen Blutfettwerten
über 150 Rezepte
141 Seiten
ISBN 978-3-7750-0714-6

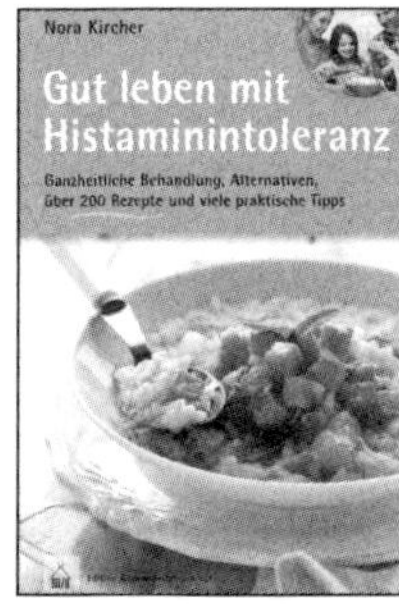

Gut leben mit Histaminintoleranz
von Nora Kircher

Ganzheitliche Behandlung,Alternativen
über 200 Rezepte
208 Seiten
ISBN 978-3-7750-0718-4

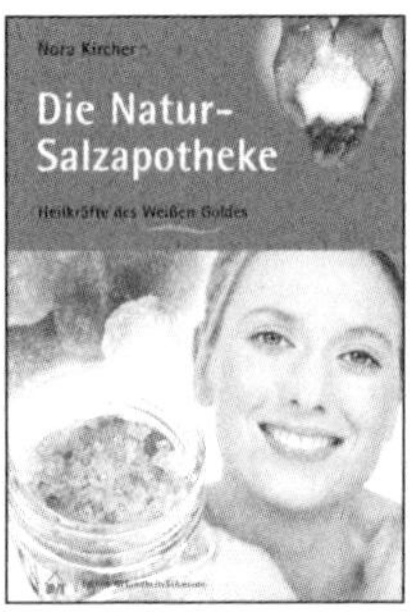

Die Natursalz-Apotheke
von Nora Kircher

Heilkräfte des weißen Goldes. Unterschiede und Wirkungen der verschiedenen (Kristall-)Salze.
96 Seiten
ISBN 978-3-7750-0712-2

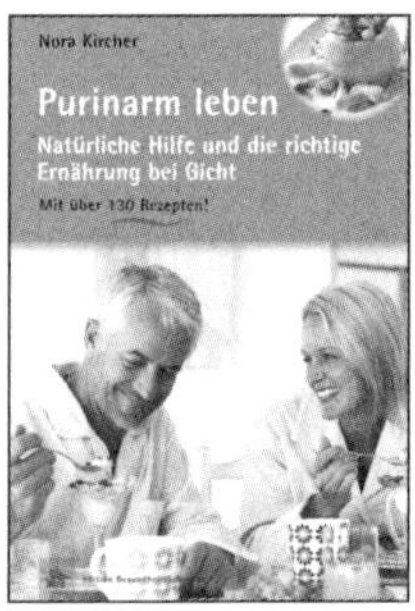

Purinarm leben
von Nora Kircher

Natürliche Hilfe und die richtige Ernährung bei Gicht – mit über 130 Rezepten
134 Seiten
ISBN 978-3-7750-0713-9

Die Buchreihe der Edition GesundheitsSchmiede gibt kompetenten Rat und praxisnahe Informationen einer erfahrenen Heilpraktikerin. Viele einfache Rezepte und Tipps für den Alltag helfen den Betroffenen, ein Stück Lebensqualität zurück zu gewinnen. Alle Bücher sind im Buchhandel erhältlich.

Ausführliche Informationen erhalten Sie kostenlos und unverbindlich bei
Hädecke Verlag GmbH & Co. KG, D-71256 Weil der Stadt
Tel. +49(0)7033-138080 / Fax -1380813
www.hädecke.de